实用中医保健丛书

总主编 刘健

心脑病中医保健

主 编 徐桂琴

编 委 李雪苓 徐松龄
何 斌 王 欢
蒋文晶 王 东

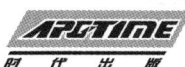

时代出版传媒股份有限公司
安徽科学技术出版社

图书在版编目(CIP)数据

心脑病中医保健/徐桂琴主编. —合肥:安徽科学技术出版社,2014.1(2025.6重印)

(实用中医保健丛书/刘健总主编)

ISBN 978-7-5337-6134-9

Ⅰ.①心… Ⅱ.①徐… Ⅲ.①心脏血管疾病-中医治疗法 ②脑血管疾病-中医治疗法 Ⅳ.①R259.4 ②R277.73

中国版本图书馆 CIP 数据核字(2013)第 219319 号

心脑病中医保健 主编 徐桂琴

出 版 人:王筱文	选题策划:吴 玲	责任编辑:吴 玲
责任校对:张 枫	责任印制:梁东兵	封面设计:武 迪

出版发行:安徽科学技术出版社　　http://www.ahstp.net

(合肥市政务文化新区翡翠路1118号出版传媒广场,邮编:230071)

电话:(0551)63533330

印　　制:河北晔盛亚印刷有限公司　　电话:15811513201

(如发现印装质量问题,影响阅读,请与印刷厂商联系调换)

开本:710×1010　1/16　　印张:12　　字数:177 千

版次:2014 年 1 月第 1 版　　2025 年 6 月第 3 次印刷

ISBN 978-7-5337-6134-9　　　　　　　　　　定价:75.00 元

版权所有,侵权必究

序

健康是人类的第一财富。随着社会经济和文化的发展，人们对健康的认识和追求达到了前所未有的高度。日常生活中，越来越多的人渴望从饮食、起居、运动和心理等方面来防治疾病，以求健康长寿。中医药知识是促进人类健康的卫士，掌握一定的中医药知识可以更好地把握家庭成员的健康状况，当家庭成员健康出现问题的时候能够首先自行做出准确的判断。

有责任感的当代中医医务工作者有义务向广大群众提供科学、系统、准确、实用和通俗的中医药卫生保健知识，让广大读者去了解祖国传统医学宝库中的保健知识精髓，帮助读者了解疾病的发生、发展、诊断、治疗、护理和调养的知识，使他们能自觉预防疾病的发生，即使患病，也能做到心中有数，及早诊治，配合医生战胜疾病。

安徽中医药大学第一附属医院刘健教授正是本着这种精神，带领临床一线医师精心编写了这套《实用中医保健丛书》，它以通俗的语言，介绍了多系统常见病的病因病机、病证类型和保健、预防、治疗方法等，帮助人们更加具体地了解常见病的相关知识，将宝贵的经验和先进的科普知识传递给广大读者，切实提高人们的生活质量。

相信这套《实用中医保健丛书》能使读者对自己和其他家庭成员的身体状况有一个较为清楚的判断和了解，从而有目的地做好自我保健、自我防治工作，达到强身、健体、治病的目的。

是以为序。

沈 干

2014年1月

前　言

随着社会的进步、医学科学的发展、生活水平的不断提高和人们健康意识的增强,健康已成为人们不懈的追求。人们对健康含义的理解越来越深刻,寓养生、预防、治疗、康复、保健于一体的医疗模式已成为人们的主导观念,人们在渴望延年益寿的同时更加注重对高质量生活的追求,同时人们对医药卫生知识尤其是传统医学知识的需求日趋迫切。

中医药学具有几千年的悠久历史,曾为中华民族的繁衍、为世界的文明进步做出过不朽的贡献,其养生保健的理论与方法,在当今社会越来越显示出其独特的优势和光明的发展前景,成为世界瞩目的热门学科。为了使防治疾病的中医保健知识走进寻常百姓家,让人民群众自觉地、及早地预防、发现和治疗疾病,享受医学科学的成果,我们编写了这套《实用中医保健丛书》,以加强对广大老百姓中医保健知识的宣教,以期让千百万个家庭掌握防治疾病的中医药保健知识。

本套丛书共计120余万字,分为《呼吸病中医保健》《内分泌病中医保健》《风湿病中医保健》《肾脏病中医保健》《消化肝胆病中医保健》《心脑病中医保健》6个分册。内容丰富,涵盖6个学科,立足于中西医结合理论,在对现今疾病谱中发病率较高的疾病论及概念、病因病机、常见证候分型及治疗的同时,重点论述了传统中医保健方法和饮食、运动、心理调护等对健康保健的影响,引导广大读者树立正确的健康观,吸取正确的健康保健知识,加强生活中的自我保健,以祛病强身、延年益寿,同时也可作为临床医生指导患者保健的参考用书。

丛书在编写过程中得到了安徽中医药大学及安徽省中医院领导的大力支持和鼓励,安徽科学技术出版社在编辑出版方面给予了大力的协助,在此谨向所有帮助、支持本套丛书出版的单位和人士表示衷心的感谢!

由于作者水平有限,书中难免存在一些错误和不足之处,恳请有关专家、学者、同道、读者给予批评指正,我们将诚恳接受并在今后予以改正。

编 者
2014 年 1 月

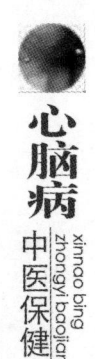

目　　录

第一章　原发性高血压 ……………………………………… 1
　【中医认识】 ……………………………………………………… 3
　【中医保健措施】 ………………………………………………… 6
　【病后保健】 ……………………………………………………… 11

第二章　失眠 …………………………………………………… 27
　【中医认识】 ……………………………………………………… 29
　【中医保健措施】 ………………………………………………… 32
　【病后保健】 ……………………………………………………… 35

第三章　脑卒中 ………………………………………………… 49
　【中医认识】 ……………………………………………………… 51
　【中医保健措施】 ………………………………………………… 54
　【病后保健】 ……………………………………………………… 64

第四章　头痛 …………………………………………………… 80
　【中医认识】 ……………………………………………………… 82
　【中医保健措施】 ………………………………………………… 86
　【病后保健】 ……………………………………………………… 92

第五章　冠心病 ………………………………………………… 99
　【中医认识】 ……………………………………………………… 100
　【中医保健措施】 ………………………………………………… 104
　【病后保健】 ……………………………………………………… 107

第六章　老年性痴呆 …………………………………………… 118
　【中医认识】 ……………………………………………………… 119
　【中医保健措施】 ………………………………………………… 122
　【病后保健】 ……………………………………………………… 127

第七章　眩晕 …… 135
　【中医认识】 …… 137
　【中医保健措施】 …… 140
　【病后保健】 …… 141
第八章　帕金森病 …… 151
　【中医认识】 …… 152
　【中医保健措施】 …… 155
　【病后保健】 …… 158
第九章　抑郁症 …… 167
　【中医认识】 …… 169
　【中医保健措施】 …… 173
　【病后保健】 …… 177

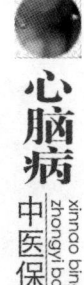

第一章 原发性高血压

原发性高血压简称为高血压病,是一种以血压升高为主要临床表现且尚未明确病因的独立疾病,常引起心、脑、肾等重要器官的病变并出现相应的后果,是我国最常见的心血管病之一。

2002年我国成人高血压病患病率为18.8%,比1991年增加31%。目前估计全国有高血压病患者2亿,每10个成人中有2人患高血压病。北方局部地区人群高血压病患病率达30%。由于高血压等危险因素控制不佳,故心脑血管病发病率和死亡率居高不下。心脑血管病死亡为居民死亡的首位原因,占35%～40%,已成为我国重要的公共卫生问题。高血压是全球脑卒中、心脏病和肾病死亡的最大危险因素。世界卫生组织(WHO)建议使用的血压标准是:正常成人收缩压应小于或等于140毫米汞柱(18.6千帕),舒张压小于或等于90毫米汞柱(12.0千帕)。1999年中国高血压联盟采用《1999年WHO-ISH高血压治疗指南》的分类标准,将18岁以上成人的血压,按不同水平分为:理想血压为120/80毫米汞柱;正常血压为<130/85毫米汞柱;正常高值为(130～139)/(85～89)毫米汞柱。诊断高血压时,必须多次测量血压,至少有连续两次舒张期血压的平均值在90毫米汞柱(12.0千帕)或以上才能确诊为高血压。仅一次血压升高者尚不能确诊,需随访观察。

高血压病大多起病缓慢、渐进,一般缺乏特异性临床表现。常见症状有头晕、头痛、疲劳、心悸等,不一定与血压水平有关;也可出现视力模糊、鼻出血等较重症状,本病中、晚期多合并心、脑、肾、眼底及血管壁的损害,可出现相应靶器官受损的症状与体征。如高血压性心脏病、高血压性肾病、脑血管意外等。

引发高血压病的因素：

1. 性别与年龄

女性在围绝经期以前，患高血压病的比例较男性略低，但围绝经期后则与男性患病率无明显差别，甚至高于男性。

2. 不良生活习惯

大量调查结果表明，饮食结构对高血压病、脑卒中的发生和发展有着重要的影响，摄入过多的钠盐、大量饮酒、膳食中脂肪过多，均可使血压升高。另有研究表明，有经常熬夜习惯的人易患高血压病，甚至发生脑卒中，而生活井然有序、早睡早起者患高血压病的比例低。

3. 工作压力过重

随着社会文明的不断进步，人们的生活节奏越来越快，各方面的压力也越来越大，人体也因此产生一系列的变化。其中，体内的儿茶酚胺分泌增多，引起血管收缩，血压升高，心脏负荷加重。

4. 性格

性格与血压也密切相关。性格、情绪的变化都会引起人体产生很多微妙的变化，比如说一些促使血管收缩的激素在发怒、急躁时分泌旺盛，而血管收缩就会引起血压的升高，长期如此，将会导致高血压病的发生。

5. 遗传

大量的临床资料证明，高血压的发病与遗传因素有关。如父母均患高血压病，其子女高血压病的发病率可达46%；父母中一人患高血压病，子女高血压发病率为28%；父母血压正常，子女高血压病的发病率仅为3%。

6. 超重或肥胖

体重与血压有高度的相关性。有关资料显示，超重、肥胖者的高血压患病率较体重正常者要高出2～3倍。

7. 吸烟

吸烟可加速动脉粥样硬化，引起血压升高。据测：吸两支烟10分钟后由于肾上腺素和去甲肾上腺素的分泌增加而使心跳加快，收缩压和舒张压均升高。吸烟者易患高血压病,而且烟叶中的尼古丁会影响降压药的疗效。

8. 饮酒

饮酒量与血压之间存在剂量—反应的关系。随着饮酒量的增加,收缩压和舒张压也逐渐升高。过度饮酒还有导致脑卒中的危险。

【中医认识】

祖国医学虽然没有高血压病这一病名,但文献中对其病因、发病机制、症状和防治方法早有记载,如《内经》中记载:"诸风掉眩,皆属于肝","肾虚则头重高摇,髓海不足,则脑转耳鸣。"认为本病的眩晕与肝肾有关。《灵枢·卫气》中认为:"上虚则眩。"《灵枢·海论》中认为:"髓海不足,则脑转耳鸣。"《伤寒论·辨少阳病脉证并治》中曰:"少阳之为病,口苦咽干目眩也。"《金匮要略·痰饮咳嗽病脉证并治》中曰:"心下有支饮,其人苦冒眩,泽泻汤主之。""假令瘦人脐下有悸,吐涎沫而癫眩,此水也,五苓散主之。"《千金方》中指出:"肝厥头痛,肝火厥逆,上亢头脑也。""其痛必至巅顶,以肝之脉与督脉会于巅故也……肝厥头痛必多眩晕。"认为头痛、眩晕是肝火厥逆所致。《丹溪心法》中说:"无痰不眩,无火不晕。"认为痰与火是引起本病的另一种原因。这些都说明了祖国医学对高血压病早有认识。

根据高血压病的主要临床证候、病程的转归及并发症,目前比较一致认为,高血压病属于祖国医学"头痛""眩晕""中风"的范畴,并与"心悸""胸痹"等有一定关系。而头痛、头胀、心悸、失眠、眩晕、胸痛、颈强、肢麻、舌强、腰痛、半身麻木、口眼歪斜等症状,都可以是高血压病的表现。每一种症状都有不同的病因、病机,而不同的症状也可以由相同的病因和病机引起,这是祖国医学与现代医学的不同点。

祖国医学认为,高血压病的发病原因为机体阴阳平衡失调,加上长期精神紧张,或过嗜酒辣肥甘或忧思恼怒,而致心肝阳亢或肝肾阴虚,两者互为因果,可发生化火动风、生痰等变化。一般早期偏于阳亢者为多,中期多属阴虚阳亢,虚实错杂,后期多见阴虚,甚者阴伤及阳或以阳虚为主。

1. 精神因素

如长期精神紧张或恼怒忧思,可使肝气内郁,郁久化火,耗伤肝阴,阴不敛阳,肝阳偏亢,上扰头目。肝肾两脏关系密切,肝火也可灼伤肝肾之阴,形成肝肾阴虚,肝阳偏亢。如思虑劳神过度,导致心脾两虚,出现神志异常和脾失健运的症状;恼怒伤肝,肝失疏泄,血随气逆而引起头痛、眩晕,甚则中风;肝郁日久化火,肝火可夹痰、夹风上扰清窍,这些均可导致高血压病。

2. 饮食失节

过食肥甘厚味,或过度饮酒,可损伤脾胃,引起脾胃气机升降失常,脾不运化,则聚湿生痰,蕴久化热,痰热上扰,痰浊犯于头则眩晕;或嗜食咸味,使血脉凝滞,耗伤肾阴,致肾阴亏虚,肝失所养,肝阳上亢,亦可导致眩晕;或饮食过饱,超过脾胃消化、吸收和运化能力,久之则损伤脾胃,脾失健运,湿浊内蕴,导致血压升高,表现为头痛、眩晕等症。

3. 内伤虚损

如劳伤过度,或年老肾亏者,若肾阴不足,则阴阳失衡,易产生阴虚阳亢的病理变化,表现为心肾不交、肝阳上亢或肝风上扰等证;若肾阳不足则脾肾无以温化,导致阴寒水湿停滞的病机变化,表现为痰湿中阻、阳气虚衰等证。

4. 体质因素

中医学认为,人的体质有阴阳偏盛、偏衰的区别。阳虚体质的人,一般以脾肾阳虚为多见。这一类型的人,机体阳气亏虚,脾胃运化功能降低,容易导致痰饮湿浊内生,故有"肥人多阳虚痰湿"之说。痰湿蕴久不化,则易生热化火,阻于脉络,蒙蔽清窍而导致血压升高。因此,身体偏肥胖伴阳虚体质的人易患高血压病。阴虚体质的人,一般以肝肾阴虚为多见。这一类型的人,体内阴液亏虚,精血津液等营养物质不足,身体偏瘦,易导致阴不制阳,阳热内生,故有"瘦人多阴虚火旺"之说。肝阳偏亢,日久则化热生火而上扰清窍,引起血压升高,故身体偏瘦的阴虚体质的人患高血压病多与阴虚阳亢有关。

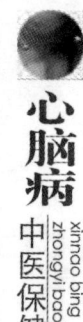

那么中医怎样治疗高血压病呢?高血压病的中医治疗有治标与治本两大法则。治本有补益肝肾、阴阳二补;治标有平肝潜阳、祛瘀化湿、活血化瘀、宁

心安神等。妇女围绝经期还有调摄冲任等。一般证治分为五大类型。

(1)肝阳上亢型:症见神情紧张、头晕、易怒、目眩、舌红、苔薄、脉弦数等。治疗用平肝潜阳法,选用天麻钩藤饮。处方用天麻、钩藤、石决明、夏枯草、生地黄、羚羊角粉等。

(2)痰湿中阻型:症见胸闷、脘腹痞满、苔腻、脉弦滑等。治疗用健脾化湿,祛风化痰法,选用半夏白术天麻汤。处方用制半夏、生白术、茯苓、竹茹、枳实、石菖蒲等。

(3)肝肾阴虚型:症见头晕、耳鸣、肢体酸软、心烦、舌苔薄白、脉弦细等。治疗用滋阴平肝法,选用杞菊地黄丸。处方用北沙参、生地、白芍、枸杞子、菊花、熟地、山萸肉、泽泻、枣仁、杜仲等。

(4)阴阳两虚型:症见头晕、目涩、耳鸣、腰膝酸软、失眠多梦、遗精阳痿、肢冷、少尿、水肿、舌淡、脉弦细。治疗用滋阴助阳法,选用左归丸或右归丸。处方视阴虚为主或阳虚为主而定。

(5)血脉瘀阻型:症见肢体麻木、心悸、口唇发绀、舌紫、脉涩等。治疗用活血化瘀,疏通血脉法,选用血府逐瘀汤。处方用当归、生地、桃仁、红花、枳壳、赤芍、柴胡、甘草、桔梗等。

高血压病的证型是相对的,有的患者可以归纳为一个证型,有的患者可兼夹两个证型。证型是有阶段性的:这个阶段是一种证型,过了一段时间,由于体质演变、药物作用等,变成了另一种证型。治疗时不可拘泥于一证一方,也不可机械地只用一个治疗原则。中医治疗时还须注意辨证与辨病的结合问题。首先要辨证正确,这是一个前提。其次,现代中药药理研究确定有降压作用的中药有数十种,分散在各个药物类型中,如平肝潜阳类的白蒺藜、钩藤、石决明等,活血化瘀类的丹参、当归等,养阴类的白芍、首乌、葛根等,利尿类的车前子、泽泻等。处方用药时,针对基本证型进行一般论治,再根据前述降压药的属性,选择与辨证分型吻合的中药,这样可以有效降压。

【中医保健措施】

一、未病先防

高血压病的预防,是指在疾病尚未发生之前,即采取预防措施,控制或减少发病的危险因素,以减少人体发病概率和群体发病率,又叫一级预防或原始预防,相当于祖国医学所说的"治未病"。

高血压病的发病,主要决定因素是环境因素,即生活行为方式。有资料证明,以健康生活方式为主要内容的一级预防可使高血压病的发病率下降55%。健康生活方式包括合理膳食、适量运动、戒烟限酒、心理平衡四项。

(一)合理膳食

参考中国营养学会建议,可概括为两句话。第一句话是"一、二、三、四、五"。"一"指饮牛奶1袋/日,可有效改善我国居民膳食中钙摄入量普遍偏低的现象。"二"指摄取碳水化合物250～350克/日(相当于主食300～400克)。"三"指进高蛋白质食品3份/日,每份指:瘦肉50克,或鸡蛋1个,或豆腐100克,或鸡、鸭100克,或鱼虾100克。"四"指四句话:粗细粮搭配,不甜不咸,三四五顿(在控制总热量的情况下,少量多餐),七八分饱。"五"指每日摄取蔬菜及水果500克。第二句话是"红、黄、绿、白、黑"。指各色食品,如少量红葡萄酒,番茄,黄色蔬菜如胡萝卜、红薯、南瓜、玉米,绿色蔬菜,燕麦,黑木耳等。按营养学家建议,一日三餐中的大部分食物,品种越丰富越好,尤其不可忽视某些杂粮、豆类、菌类、绿茶、新鲜水果、鱼类及海产品的摄入。各地食源与食俗不同,可因地制宜,充分利用。

饮食宜忌:

1. 碳水化合物食品

适宜的食品——米饭、粥、面类、葛粉、汤、芋类。

应忌的食品——山芋(产生胀气的食物)、味浓的饼干类。

2. 蛋白质食品

适宜的食品——牛肉、猪瘦肉、白肉鱼、蛋、牛奶、奶制品（鲜奶油、冰淇淋、乳酪）、大豆制品（豆腐、纳豆、黄豆粉、油豆腐）。

应忌的食物——脂肪多的食品〔牛、猪的五花肉，排骨肉，鲱鱼，金枪鱼等，加工品（香肠）〕。

3. 维生素、矿物质食品

适宜的食品——蔬菜类（菠菜、白菜、胡萝卜、番茄、百合根、南瓜、茄子、黄瓜），水果类（苹果、橘子、梨、葡萄、西瓜）。海藻类、菌类也是，但宜煮熟才吃。

应忌的食物——刺激性强的蔬菜（葱、芥菜）。

4. 其他食物

适宜的食品——淡香茶、酵母乳饮料。

应忌的食物——香辛料（辣椒、咖喱粉）、酒类饮料、盐浸食物（腌菜类）、咖啡。

（二）适量运动

运动除了可以促进血液循环、降低胆固醇的生成外，并能增强肌肉的柔韧性和骨骼的强度，降低关节僵硬的发生。运动能增加食欲，促进肠胃蠕动，预防便秘，改善睡眠。坚持运动，最好是做有氧运动。有氧运动同减肥一样可以降低血压，像散步、慢跑、打太极拳、骑自行车和游泳等都是有氧运动。

1. 运动的注意事项

(1) 勿过量或太强、太累，要采取循序渐进的方式来增加活动量。

(2) 注意周围环境气候：夏天避免中午艳阳高照时外出；冬天要注意保暖，预防脑卒中。

(3) 穿着舒适、吸汗的衣服：棉质衣服、运动鞋等是必要的。

(4) 选择安全场所：如公园、学校，勿在巷道、马路边。

(5) 运动时切勿空腹，以免发生低血糖，应在饭后 2 小时运动。

2. 运动的禁忌

(1) 生病或不舒服时应停止运动。

(2)饥饿时或饭后 1 小时内不宜做运动。

(3)运动中不可立即停止,要遵守运动程序。

3. 适宜的运动量

通常掌握"三、五、七"的运动是安全有效的。"三"指每天步行 3 千米,时间 30 分钟以上。"五"指每周至少有 5 次的运动时间。"七"指中等度运动,即运动到年龄加心率等于 170 左右最恰当。也有个体差异,应适当掌握,注意运动不可过度,以免造成不良影响或意外。

（三）戒烟限酒

有资料证明,吸烟能升高血压,所以吸烟者应戒烟。如饮酒,男性饮酒的酒精量应少于 30 克/日(约合 40 度白酒 50 毫升),女性则应少于 15 克/日(约合 40 度白酒 25 毫升)。

（四）心理平衡

长期处于紧张、应激状态,自己又缺乏应变能力者,或心理、性格异常,且经常处于情绪不良状态者(如抑郁、焦虑、不满、沮丧、憎恨、愤怒等),往往会不由自主地接受不健康的生活方式,如酗酒、吸烟。长期如此,不仅容易发生高血压病,而且血压往往较难控制在正常范围内。因此要格外注意精神和情绪的调节,也可请求心理医生帮助,使自己逐步具备一定的自控能力。

减轻心理压力,保持心态平衡,关键是要正确对待自己,正确对待他人,正确对待社会,助人为乐,知足常乐,自得其乐。高血压病的发生常与精神、心理因素关系密切,因而做到心理平衡,是预防高血压病的最好养生方法。

（五）控制体重

控制体重是预防高血压病的最有效措施,应从儿童做起。儿童超重的特点是脂肪细胞数量增多,成人肥胖的特点是细胞含脂量增加,脂肪细胞并不增加。对脂肪细胞增多的超重儿童来说,控制饮食、减少热量的摄入,也只能使脂肪细胞缩小,而不能减少其数量,因此如果儿童时期体重超标,减肥是相当困难的。成人肥胖者通过控制饮食、体育锻炼,体重完全可以恢复到正常水平,这对预防高血压病是非常有利的。

(六)限盐

盐的摄入量与血压的高低呈正相关,即盐的摄入越多,血压水平就越高。日均摄盐量每增加1克,平均收缩压上升2毫米汞柱,舒张压上升1.7毫米汞柱。世界卫生组织规定每人每天摄盐量不得超过5克,这里的5克不仅指食盐,还包括味精、酱油等含盐调料和食品中的含盐量。平常生活中可以通过"限盐勺"来帮助我们控制摄盐量,没有"限盐勺"也不要紧,我们可以参考一啤酒瓶盖的盐量大概是2克的办法控盐,还可以采用在原来用盐量的基础上减少1/3～1/2的办法。

二、既病防变

(一)肝火上炎

症状:头胀头痛,面红目赤,口苦咽干,胸中烦热,急躁易怒,尿黄便秘,舌质红苔黄,脉弦数或弦滑。治法:清泻肝火。方药:龙胆泻肝汤加减(龙胆草、炒山栀、黄芩、生地、生白芍、草决明、菊花、泽泻、车前草、甘草)。若兼胸闷口苦,两胁胀痛者,加丹参、川楝子、延胡索;若心烦、心悸、失眠者,去黄芩,加黄连、炒枣仁、珍珠母、夜交藤。

(二)肝阳上亢

症状:眩晕,头痛,面部烘热,失眠多梦,口苦,舌质红苔薄,脉弦。治法:平肝潜阳。方药:天麻钩藤饮加减(天麻、钩藤、黄芩、生白芍、牛膝、杜仲、桑寄生、生地、生石决明、夜交藤)。若两目干涩,视物模糊明显者,加菊花、枸杞子或改用杞菊地黄汤加减;若阴虚内热,颧红盗汗,五心烦热者,加黄柏、知母、龟板、鳖甲等;若心悸、失眠明显者,加酸枣仁、朱茯苓。

(三)肝肾阴虚

症状:头晕眼花、双目干涩、耳鸣,腰膝酸软,肢体麻木,头重脚轻,步态不稳,口咽干燥,舌红少苔,脉沉细。治法:滋补肝肾。方药:杞菊地黄汤加减(生地、女贞子、怀山药、枸杞子、丹皮、龟板、生牡蛎、旱莲草、玄参、杭菊花)。若阴虚内热偏盛,颧红盗汗,五心烦热者,加知母、黄柏;若水亏不能制火,致心火偏旺,心悸心烦,失眠多梦者,加黄连、酸枣仁、夜交藤。

(四)肝风内动

1.肝阳化风(实风)

症状:眩晕欲仆,头痛如劈,耳鸣如潮,颈项强硬,牙关紧闭,四肢抽搐,烦躁不安,甚则昏迷,舌红苔黄,脉弦数。治法:清热平肝,潜阳熄风。方药:羚角钩藤汤加减(羚羊角、钩藤、杭菊花、黄芩、生白芍、生地、生石决明、天麻、僵蚕)。若呕吐痰涎者,加竹茹、胆南星、法半夏、陈皮;若大便秘结,数日不行者,加大黄、芒硝、栝楼仁。

2.阴虚风动(虚风)

症状:头痛眩晕,头摇肢颤,唇舌、肢体麻木,两目干涩,视物昏花,舌质红绛或暗红,少苔或无苔,脉弦细数。治法:滋阴平肝,潜阳熄风。方药:大定风珠加减(生地、生白芍、阿胶、五味子、山茱萸、制龟板、制鳖甲、生牡蛎)。若兼舌謇语涩,口眼歪斜者,为痰阻经络,加石菖蒲、竹沥、僵蚕、炙远志。

(五)痰湿中阻

症状:眩晕,或头重如蒙,胸脘痞闷,纳呆恶心,呕吐痰涎,身重困倦,舌胖苔浊腻或白厚,脉弦滑。治法:健脾化痰,平肝祛湿。方药:半夏白术天麻汤加减(法半夏、橘红、天麻、白术、茯苓、甘草、钩藤、大枣)。若脘闷腹胀,纳呆者,加砂仁、厚朴、炒麦芽、鸡内金;若头晕眼胀,心烦口苦,苔黄腻,脉滑者,可用黄连温胆汤加栝楼、夏枯草、菊花以清热平肝,化痰降逆。

(六)瘀血阻络

症状:头晕、头痛如刺,胸闷或痛,心悸怔忡,四肢麻木,口唇暗紫,舌质紫暗或有瘀斑,脉细涩或结或代。治法:活血化瘀。方药:血府逐瘀汤加减(川芎、干地龙、生地、丹参、红花、赤芍、葛根、山楂、桃仁、川牛膝、生甘草)。若气虚血瘀,兼见气短乏力,动则汗出,肢体麻木者,加黄芪、党参;若阳虚血瘀,兼见形寒肢冷,肢端麻木者,加制附片、桂枝、仙灵脾、黄芪;若兼下肢水肿,小便短少等瘀水互结者,加泽兰、益母草、桂枝、泽泻、车前子、汉防己;若兼呕恶痰涎,舌苔厚腻等痰瘀内阻者,加陈皮、茯苓、半夏、菖蒲、竹茹等。

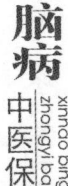

(七)气阴两虚

症状:头晕耳鸣,咽干口燥,腰膝酸软,五心烦热,神疲乏力,气短懒言,动则心悸,汗出,大便溏薄,下肢水肿,舌质淡胖,边有齿痕,脉细无力。治法:益气养阴。方药:参芪地黄汤加减(黄芪、茯苓、淮山药、熟地、山茱萸、白芍、枸杞子、菊花、钩藤、牡蛎)。若气虚明显,下肢水肿,大便溏薄者,加党参、白术、泽泻、车前子;若阴虚内热明显者,去熟地,加生地、知母、黄柏;兼心气心阴不足者,加生脉饮(党参、麦冬、五味子)。

(八)阴阳两虚

症状:头晕眼花,耳鸣健忘,腰膝酸软,面色少华,间有烘热,神疲乏力,夜间多尿,手足欠温,阳痿遗精,舌质淡,脉沉细无力。治法:滋阴助阳。方药:右归丸加减(附片、肉桂、鹿角胶、菟丝子、熟地黄、山萸肉、枸杞子、白芍、怀山药、生龙骨、生牡蛎)。腰酸足软明显者,加杜仲、桑寄生;大便秘结者,加肉苁蓉。

【病后保健】

一、生活调理

(1)居住环境应安静,空气新鲜,避免喧哗吵闹。

(2)积极参加力所能及的各种体育活动、体力劳动或文娱活动。

(3)调整控制膳食,防止动脉粥样硬化;不吸烟,少吃盐,避免发胖。

(4)保证睡眠。据研究显示,人们只有在睡眠中才会出现血压下降,所以应严格按照人体生物钟规定的时间作息。若睡眠不足往往导致血压波动。一般每日睡眠时间需7~8小时。

(5)防寒保暖。大量调查表明,气温下降时,人的血压往往会升高。故加强室外和室内的保暖是极为重要的,室外气温下降,风大天寒,外出时要适当添衣戴帽。卧室除保持一定的温度外,被褥的保暖性也要增强,宁可暖些不可过寒。

二、饮食调理

（一）饮食调护

1. 限制饮食，防止过胖

饮食要有节度。长期食量过大，易使痰湿内盛而肥胖，肥胖者又易发生高血压病。所以高血压病患者（尤其是体胖者）要适当限制饮食，或少食精白米饭，多食糙米及杂粮；烹调时，选用植物油，可多吃海鱼。海鱼含有不饱和脂肪酸，能使胆固醇氧化，从而降低血浆胆固醇含量；还可延长血小板的凝聚时间，抑制血栓形成，防止脑卒中；还含有较多的亚油酸，对增加微血管的弹性、防止血管破裂、防止高血压并发症有一定的作用。

2. 食宜清淡，少食肥甘

对饮食的基本要求是以清淡素食为主，少食肥甘油腻，饮食合理搭配。此外，还需了解几点：

（1）宜以豆类及谷类为主食，如黄豆、大麦、小米、玉米、小麦、高粱等，以白菜、芹菜、番茄、豆芽、菠菜、萝卜、海带等为主要蔬菜，多食新鲜水果如柑橘、山楂、苹果等。

（2）少食发物如雄鸡、猪头肉、狗肉、鹿茸等，因这一类发物均易耗损肝阴，使肝阳易亢，病情复发或加重。

（3）适量摄入蛋白质。高血压病患者每日蛋白质的摄入量以每千克体重1克为宜。每周吃2~3次鱼，可改善血管弹性和通透性，增加尿钠排出，从而降低血压。如高血压合并肾功能不全时，应限制蛋白质的摄入。

（4）多吃含钾、钙丰富而含钠低的食品，如马铃薯、茄子、海带、莴笋。多吃含钙高的食品，如牛奶、酸奶、虾皮。少吃肉汤类，因为肉汤中含氮浸出物增加，能够促进体内尿酸增加，加重心、肝、肾脏的负担。钾有降低血压的作用，高血压患者在执行低钠饮食的同时，也该多吃些含钾丰富的蔬菜，可增加降压效果，而且钾对心肌细胞有保护作用。高钾、低钠的食物有豆类（黄豆、青豆、黑豆、毛豆、蚕豆等）、玉米、马铃薯、山芋、竹笋、荸荠、苋菜、冬菇、南瓜、菜瓜、苦瓜、黄瓜等。

(5)多吃新鲜蔬菜和水果。每天吃新鲜蔬菜不少于400克,水果100～200克。

(6)适当增加海产品摄入:如海带、紫菜、海产鱼等。

3. 戒烟忌酒,少食辛辣

烟酒及辛辣之品对高血压病患者的危害尤为明显。如烟草中的尼古丁易使人体去甲肾上腺素分泌增加,引起血管痉挛,血压升高;长期大量饮酒,对本病不仅易诱发脑卒中,还会促使内源性(肝)胆固醇合成,血脂升高,引起动脉硬化和加重高血压病。

(二)中医食疗

中医的食疗具有简便、价格低廉的特点,其方法是把一些食用方便、价格低廉但又确有降压作用的食物,根据自己的嗜好,有意选择一些种类多食,以达到防治高血压病的目的。

具有降压作用而又可以作为饮食辅助治疗的食物及中药有芹菜、油菜、生菜、菠菜、紫菜、黄花菜、香菇、木耳、芦笋、海带、海蜇、夏枯草、菊花、乌梅、山楂、玉竹、葛根、胖大海、川杜仲、桑寄生、桑葚、枸杞子、冬虫夏草、当归、川芎、大枣、三七、车前草等。可将这些中药与食物做成可口的食品和饮料,以配合药物治疗。

中药茶疗法:

(1)桑寄生红枣茶:桑寄生30克,红枣5枚,滚开水泡袋茶,适用于一般高血压病血虚者。

(2)山楂茶:山楂所含的成分可以助消化、扩张血管、降低血糖、降低血压。同时经常饮用山楂茶,对于治疗高血压病具有明显的辅助疗效。其饮用方法为每天数次用鲜嫩山楂果1～2枚泡茶饮用。

(3)荷叶茶:中医实践表明,荷叶的浸剂和煎剂具有扩张血管、清热解暑及降血压之效。同时,荷叶还是减脂去肥之良药。治疗高血压的饮用方法是,用鲜荷叶半张洗净切碎,加适量的水,煮沸放凉后代茶饮用。

(4)决明子茶:中药决明子具有降血压、降血脂、清肝明目等功效。经常饮用决明子茶有治疗高血压之特效。每天数次用15~20克决明子泡水代茶饮用,为治疗高血压、头晕目眩、视物不清之妙品。

(5)桑寄生茶:中草药桑寄生为补肾补血要剂。中医临床表明,用桑寄生煎汤代茶,对治疗高血压病具有明显的辅助疗效。桑寄生茶的制作方法是,取桑寄生干品15克,煎煮15分钟后饮用,每天早晚各1次。

(6)杜仲茶:杜仲茶具有双向调节血压的作用,可降低高血压病患者的血压,预防正常人血压升高,改善高血压病患者头晕、失眠的症状。

(7)夏桑菊冲剂(中成药):每日3次,每次1包,开水冲服。适用于高血压病肝阳偏亢者。

(8)首乌茶:首乌具有降血脂、减少血栓形成之功效。血脂增高者,常饮首乌茶疗效十分明显。其制作方法为取制首乌20~30克,加水煎煮30分钟后,待温凉后当茶饮用,每天1剂。

(9)葛根茶:葛根具有改善脑部血液循环之功效,对因高血压病引起的头痛、眩晕、耳鸣及腰酸腿痛等症状有较好的缓解作用。经常饮用葛根茶对治疗高血压病具有明显的疗效,其制作方法为将葛根洗净切成薄片,每天30克,加水煮沸后当茶饮用。

(10)莲子心茶:莲子心是指莲子中间青绿色的胚芽,其味极苦,但具有极好的降压、去脂之效。用莲心12克,开水冲泡后代茶饮用,每天早晚各饮1次,除了能降低血压,还有清热、安神、强心之特效。

(11)菊槐茶:菊花10克,槐花10克,绿茶3克。三味共放茶杯内,冲入沸水,加盖浸泡10分钟即可。边饮边加开水,每日1剂。有平肝祛风、清火降压的作用,对早期高血压病引起的头痛、头晕、目赤肿痛、眼底出血、鼻出血等效果较佳。

(12)二子茶:决明子50克,枸杞子15克,冰糖50克。将决明子略炒香后捣碎,与枸杞子、冰糖共放茶壶中,冲入沸水适量,加盖闷15分钟后代茶频频饮用,每天1剂。有益肝滋肾、明目通便的功效,适用于高血压病引起的头晕目眩、双目干涩、视物模糊、大便干结等症状。

(13)夏枯草降压茶:夏枯草10克,车前草12克。将夏枯草、车前草洗净,放入茶壶中,用沸水冲泡后代茶饮。每日1剂,不拘时饮服。功能清热平肝、利尿降压,适用于高血压病引起的头痛、头晕目眩等症状。在饮用过程中应经常测量血压,以免血压相对过低而引起头昏。

(14)决明罗布麻茶:决明子12克,罗布麻10克。二药以沸水冲泡15分钟后即可饮用。每日1剂,不拘时代茶频饮。功能清热平肝,适用于高血压病伴头晕目眩、烦躁不安,属肝阳上亢类型者。

(15)枸杞决明双花茶:枸杞子10克,决明子10克,菊花3克,槐花6克。开水冲泡,代茶饮,每日1剂。功能补益肝肾、平肝降压。对高血压病属阴虚阳亢者有效。

(16)桑寄生茶:桑寄生30克,夏枯草15克。水煎代茶饮。方中桑寄生长于补肝肾、强筋骨。药理研究证实,桑寄生具有降压、镇静、利尿作用,能舒张冠状血管,增加冠脉血流量,夏枯草清肝降压,故此方对高血压病肝肾不足、腰膝酸痛者尤为适宜。

(17)黄精四草汤:黄精20克,夏枯草15克,益母草15克,车前草15克,豨莶草15克。每日1剂,水煎代茶饮。高血压属中医眩晕病证,多由脾肾不足、肝阳偏亢所致,为虚实夹杂之证。本方能补脾、平肝、通络以降血压,适用于脑血管硬化、肾病水肿兼有高血压者。现代药理研究表明,方中黄精、夏枯草、益母草均有良好的降压作用;益母草、车前草又有良好的利尿作用,故又可通过利尿而降压。

(18)山楂荷叶茶:生山楂50克,荷叶15克,蜂蜜50克。二味共放锅中,加水1000毫升,用小火煎煮至300毫升左右,滤去药渣,加入蜂蜜,倒入保温杯中代茶饮用,每天1剂。山楂、荷叶均有扩张血管,降低血压、血脂的作用,又具有减肥的功效,对高血压病、高脂血症、冠心病兼身体肥胖者尤为适宜。

(19)菊花山楂茶:菊花10克,茶叶10克,山楂30克。将三味同放茶壶中,用沸水冲沏。每日1剂,代茶常饮。功能清肝降压、降脂化瘀,适用于高血压病、冠心病及高脂血症患者。

(20)三宝茶:菊花6克,罗汉果6克,普洱茶6克。将三味共研粗末,用纱布袋包好放入茶杯中,以沸水冲泡,不拘时频饮之。此茶最宜于"三高"(高血压、高血糖、高血脂)患者长期饮用。

食疗法:

(1)山楂粥

【原料】山楂30~40克,粳米100克,砂糖10克。

【制作】先将山楂入砂锅煎取浓汁,去渣,然后加入粳米、砂糖煮粥。

【用法】可在两餐之间当点心服食,不宜空腹食,以7~10天为1个疗程。

【功效】健脾胃,消食积,散瘀血。适用于高血压病、冠心病、心绞痛、高脂血症以及食积停滞、腹痛、腹泻、小儿乳食不消等。

(2)桃仁粥

【原料】桃仁10~15克,粳米50~100克。

【制作】先将桃仁捣烂如泥,加水研汁去渣,同粳米煮为稀粥。

【用法】每日1次,5~7天为1个疗程。

【功效】活血通经,祛痰止痛。适用于高血压病、冠心病及心绞痛等。

【宜忌】用量不宜过大;怀孕妇女及平素大便稀薄者不宜服用。

(3)胡萝卜粥

【原料】新鲜胡萝卜、粳米各适量。

【制作】将胡萝卜洗净切碎,与粳米同入锅内,加清水适量,煮至米开粥稠即可。

【用法】早晚餐温热食。本粥味甜易变质,需现煮现吃,不宜多煮久放。

【功效】健脾和胃,下气化滞,明目,降压利尿。适用于高血压病以及消化不良、久痢、夜盲症、小儿软骨病、营养不良等。

(4)玉米糕

【原料】新玉米面450克,红糖200克,食用碱4克,熟猪油15克,发酵面50克。

【制作】把发酵粉和玉米面掺适量清水和成团后发酵,发酵好之后加上述其他原料揉均匀,然后用湿布盖好,醒1小时。再反复揉已醒好的面团,整块投入蒸锅铺平,用旺火蒸25分钟左右。出笼略凉后用刀切为块状或菱状即可随意食用。

【功效】调中开胃。适用于高血压、咯血等症。

(5)西米(猕猴桃)粥

【原料】西米100克,猕猴桃200克,白糖100克。

【制作】西米洗净并浸泡30分钟,然后沥干,猕猴桃去皮用刀切成豆粒大小的丁块;大火烧开倒入西米,开后改成中火,将其他原料放入锅中,稍煮即成。

【功效】滋补强身,解热止渴。适用于高血压、肝炎等病的中老年患者。

(6)藕藏花生

【原料】大藕1千克,花生米200~300克,白糖若干。

【制作】在藕节的一端切开灌入花生米,灌满后将切下的藕接在切口处用竹签固定,放入锅内用冷水浸没,中火煮2小时至藕酥熟,然后挤汁水2碗,食用时用刀切成厚片,每日2次为宜,以白糖佐食。

【功效】补脾润肺,止血化痰。高血压病患者宜食。

药膳疗法

(1)菊楂钩藤决明饮

【原料】杭白菊6克,钩藤6克,生山楂10克,决明子10克,冰糖适量。

【制法】将钩藤、山楂煎汁,约500毫升,冲泡菊花,调入冰糖,代茶饮。

【特点】本品中菊花、决明子清肝明目而降血压,山楂活血化瘀可降血脂,钩藤清热平肝,可治头目眩晕,对于肝阳上亢、头晕目眩者(症见头晕目眩,头痛面赤,心悸烦躁易怒,口苦口干,便秘尿黄,苔黄少津,脉弦数有力),最为适宜。

(2)夏枯草煲猪肉

【原料】夏枯草20克,桑葚20克,牡蛎20克,猪瘦肉250克,酱油、盐等适量。

【制法】将夏枯草及牡蛎煎汁,猪肉切块,将煎汁与猪肉同入锅中,用文火煲汤,至七成熟时,加入桑葚、酱油、盐、糖等调料,继续煮至肉烂熟,汁液收浓即成,吃肉及桑葚。

【特点】本品中夏枯草苦、辛,性寒,有清肝热、散郁结、降血压的作用。牡蛎有益阴潜阳的功用。桑葚甘寒,有滋阴补血的作用,而猪肉甘咸性平,含有丰富动物蛋白质,有平肝养血、滋阴补虚之功。诸味合用,具有育阴潜阳、养血益精的效用。对于老年高血压病肝肾虚损、眩晕耳鸣者(症见眩晕、耳鸣、精神萎靡、失眠多梦、五心烦热、腰膝酸软、舌红少苔,脉弦细)是食疗佳品。

(3)海参淡菜瘦肉汤

【原料】淡菜(贻贝肉,又称海红)40克,海参(鲜)100克,猪瘦肉200克,海带(干品)10克。

【制法】将淡菜洗净,海参切段,猪肉切小方块,海带泡发洗净切丝备用。将淡菜、猪肉放入锅内,加水,先用武火,沸后改用文火。炖至七成熟时,加海参、海带及盐适量,至全熟止。

【特点】淡菜性味咸温,入肝、肾经,具有补肝肾、益精血的作用。海参性味咸温,入心、肾经,亦具有补肾益精、养血润燥的作用。海带性味咸寒,入肝、脾经,有清热利水、软坚散结的作用。已研究证实,其所含褐藻酸有降压效果。而猪瘦肉是滋阴养血之品。各材料相互配合,可助阳润燥、益肾,对于头痛耳鸣、肢冷乏力者,有补益作用。

(4)加味海蜇拌香芹

【原料】海蜇皮100克,芹菜50克,陈皮3克,半夏6克,盐、糖、麻油、醋适量。

【制法】将海蜇皮切丝,芹菜洗净,水焯后切丝,陈皮、半夏煎汁浓缩成30毫升。将海蜇皮、芹菜放盘中,加入煎汁、麻油、醋、少量盐和糖,拌匀即食。

【特点】海蜇皮性平,味甘、咸,归肝、肾经,治阴虚痰热,可化痰消积除湿(症见头晕头沉、体倦无力、四肢略肿、胸闷或时吐痰涎、行走时如踩棉花、手胀腿沉,舌体胖,脉弦滑)。芹菜性味甘、凉,可平肝、清热、祛湿。陈皮、半夏为二陈汤主要成分,具有燥湿化痰、理气和中的功用。以上几味相配,可健脾疏肝,祛湿化痰。经常食用有利于降压。

三、情绪调理

高血压病患者的心理表现是紧张、易怒、情绪不稳,这些又都是使血压升高的诱因。患者可通过改变自己的行为方式,培养对自然环境和社会的良好适应能力,避免情绪激动及过度紧张、焦虑,遇事要冷静、沉着;当有较大的精神压力时应设法释放,向朋友、亲人倾诉。注意劳逸结合,积极参加文体活动,脑力劳动者坚持进行一定的体力活动或体育活动等。将精神倾注于音乐或寄情于花卉之中,使自己生活在最佳境界中,从而维持稳定的血压。

另外,老年人要尽量保持心理平衡。心理平衡是老年保健的金钥匙。老年人要做到心理平衡,首先要过好"离退休关",同时要处理好各种影响心理的问题。尤其是高血压病患者,血压随时都会受自身心理状态、情绪变化等因素的影响。

四、保健疗法

临床治疗和康复医疗相结合,可更好地降低血压,减轻症状,稳定疗效,同时可减少药物用量。康复医疗还有助于改善心血管功能及血脂代谢,防治血管硬化,减少脑、心、肾并发症。康复医疗的作用途径有功能调整与体育锻炼两个方面。

体育锻炼可以缓解脑力劳动的紧张度,降低交感神经兴奋性,从而有利于血压的稳定。体育锻炼能增强心肌功能,促进脂肪分解,起到减肥作用。体育锻炼还可以增强消化功能,改善睡眠。由于高血压病患者大多是中老年人,所以剧烈运动是不适宜的。一般采用打太极拳、步行、做医疗体操等活动。

具体方法有:

1. 太极拳

为低强度、持续性运动,可扩张周围血管,给心脏以温和的锻炼。太极拳动中取静,练习时要求肌肉放松,"气沉丹田",有类似气功的作用。

2. 步行

在良好的环境下散步或以常速步行 15～30 分钟,有助于降压及改善心血管和代谢功能。

3. 降压保健操

经常做降压保健操可以调整微血管舒缩,解除小动脉痉挛,疏通气血,对于高血压病的预防和治疗有明显作用。

(1)预备动作:坐在椅子或沙发上,姿势要自然端正,正视前方,两臂自然下垂,双手手掌放于大腿上。膝关节呈90度角,两足分开与肩同宽,全身肌肉放松,呼吸均匀。

(2)按揉太阳穴:按揉太阳穴,顺时针旋转,一周为一拍,约做 32 拍。此法可疏风解表、清脑明目、止头痛。

(3)按摩百会穴:百会穴位于头顶正中央,用左或右手掌紧贴百会穴旋转,一周为一拍,共做 32 拍。此法可降血压、宁神清脑。

(4)按揉风池穴:以双手拇指螺纹面按揉双侧风池穴,顺时针旋转,一周为一拍,约做 32 拍。

(5)摩头清脑:两手五指自然分开,用小鱼际从前额向耳后分别按摩,从前至后弧线行走一次为一拍,约做 32 拍。此法可舒筋通络、平肝熄风、降压、清脑。

(6)擦颈:先用左手大鱼际擦抹右颈部胸锁乳突肌,再换右手擦左颈,一次为一拍,共做 32 拍。此法可解除胸锁乳突肌痉挛、降血压。

(7)揉曲池穴:先用右手再换左手先后按揉肘关节处曲池穴,旋转一周为一拍,共做 32 拍。此法可清热、降血压。

(8)揉内关穴:先用右手大拇指按揉左手内关穴,然后用左手按揉右手内关穴,以顺时针方向按揉一周为一拍,共做 32 拍。功效为舒心开胸。

(9)揉足三里穴:分别用左、右手拇指按揉左右小腿足三里穴,旋转一周为一拍,共 32 拍。此法可健脾和胃、引血下行。

(10)扩胸调气:两手放松下垂,然后握空拳,屈肘抬起,提肩向后扩胸,最后放松还原。

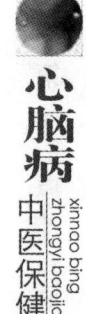

降血压保健操做一遍大约需10分钟,简单易学,效果明显,按摩时取穴要准确,以局部酸胀、皮肤微红为度。第一、第二期高血压病患者每天要坚持做2～3遍,可达到降压、清脑、镇痛、宽胸、安神等功效。

4. 推拿疗法

(1)干洗脸:搓热双手,从额部经颞部沿耳前抹至下颌,反复20～30次。然后用双手四指指腹从印堂穴沿眉弓分别抹至双侧太阳穴,反复多次,逐渐上移至发际。手法轻松柔和,在印堂穴稍加压力,以局部产生温热感为度。本法可降低血压,增进面部光泽。

(2)推抹颈肌:头偏向一侧,用双手四指从耳后隆起处沿胸锁乳突肌向下推抹至胸廓上口处,双手交替进行,反复多次。

5. 按摩或自我按摩

按揉风池、太阳及耳穴,抹额及掐内关、神门、合谷、足三里,可帮助降压和缓解症状。

(1)按摩涌泉穴:此法简单、实用,可每日按摩1～2次。按摩涌泉穴一是取坐位,将一条腿放在另一条腿上,同侧手托住脚踝,对侧手用小鱼际部在涌泉穴(足底中,屈趾时足心凹陷处)做上下推擦,直到脚心发热为止,再换另一条腿。二是坐在床上,两脚心相对,用两手拇指指腹自脚跟往前推至涌泉穴,反复36次,推至脚心发热为止。按摩涌泉穴动作要缓和、连贯,轻重要合适。刚开始时速度要慢,时间要短,等适应后再逐渐加快按摩速度。在按摩脚心的同时,还要多动动脚趾。

(2)拿捏大脚趾:大脚趾是血压反射区所在,随兴用手上下左右旋转揉搓即可。在血压突然升高时,立即用手的指甲掐住大脚趾与趾掌关节横纹正中央,约2分钟血压便会下降。

进行足部按摩时应保持室内清静、整洁、通风,按摩前用温水洗净足部,全身放松。按摩结束后30分钟内患者应饮一杯温开水,这样有利于气血的运行,能增强按摩的效果。

6. 足浴疗法

祖国医学认为,人体五脏六腑在脚上都有相应的投影。脚部是足三阴经的起始点,又是足三阳经的终止点,踝关节以下就有60多个穴位。如果经常用热水泡脚,能刺激足部穴位,促进血脉运行,调理脏腑,从而达到强身健体、祛除病邪、降压疗疾的目的。足浴时,水的温度一般保持在40℃左右,太高、太低都不好;水量以能没过脚踝部为好,双脚放热水中浸泡5~10分钟,然后用手按摩脚心。泡脚首先要注意时间不能太长,最多半小时,否则双脚的局部血液循环长时间过快,会造成身体的其他部位相对缺血,老年人有可能因脑供血不足而昏厥。其次要注意饭后半小时内不宜泡脚,因为它会影响胃部血液的供给,长期这样会使老年人营养不良。另外,泡脚后不能马上睡觉。趁着双脚发热的时候揉揉脚底,及时穿好袜子保暖,待全身热度缓缓降低后再入睡效果最好。

老年人泡脚最好用较深、底部面积较大的木质桶,要让水一直浸泡到小腿。

泡脚方:

(1)桑叶芹菜方

组方:桑叶、桑枝各30克,芹菜50克。

用法:将上述药物加水4 000毫升煎煮取液,先熏足后浸足,每日1次,发作时每日2次,1剂可用2~3次,10天为1个疗程。

功效:清肝降压。适用于各类高血压病患者。

(2)钩藤桑叶方

组方:钩藤20克,菊花20克,桑叶15克,夏枯草30克。

用法:上药加水4 000毫升煎煮取液,先熏足后温洗双足,每日1次,1剂可用2~3次,10天为1个疗程。

功效:平肝潜阳,清热安神。

(3)双桑茺蔚子方

组方:桑叶、桑枝各20克,茺蔚子15克。

用法:上药加水4 000毫升煎煮取液,先熏足后温洗双足,每日1次,发作时每日2次,1剂可用2~3次,10天为1个疗程。

功效:利尿降压。适用于高血压病引起的头痛、目赤等症。

(3)桑寄生桑枝方

组方:桑寄生、怀牛膝、桑叶、茺蔚子、菊花各10克,钩藤、明矾各30克,桑枝20克。

用法:上药装入布袋加水4 000毫升煎煮取液,先熏足后温洗双足,每日1次,1剂可用2~3次,1周为1个疗程,连续4个疗程,血压稳定后可改为2~3日熏、泡脚一次。

功效:平肝阳,益肝阴,降血压。

(4)吴茱萸肉桂糊

组方:吴茱萸、肉桂各50克。

用法:将上药共研细末,每次取10克左右加米醋调为稀糊状,外敷于双足心、肾反射区,1天1换,连续5~7天。

功效:温经通脉,疏肝下气。

7. 理疗

某些药物的离子导入、脉冲超短波或短波治疗及磁疗都可用来作为镇静及降压的辅助治疗。

8. 按摩调养法

早、晚各1次。用双手拇指指腹分别按揉两侧涌泉穴100下后,感觉头部轻松,量血压,可降低4.5~9.75毫米汞柱(0.6~1.3千帕)。然后用两手掌从前额开始向头顶后方推压至枕骨部,继而反掌,用两小指内侧推压耳后至风池穴,再用手背由颈部两侧向下推压颈动脉至胸前方。如此连续操作10~20遍,自觉头部轻松。长期坚持,可获良效。

五、家庭治疗原则及自我管理

(1)在购买血压计时,一定要买正规医疗器械厂生产、经过严密检验的合格产品,千万不能用质量低劣的血压计。患者及其家属或亲友均可经过训练后掌握在家中测压。血压计一般有汞柱血压计、弹力式血压计、半自动血压计和全自动血压计。前两种需借助听诊器来读出血压值;后两种是用电池驱动不需要听诊器,而血压值直接在液晶显示器上显示出来。

(2)血压计在使用前均应经过校正,方可使用。使用血压计必须首先了解血压计的结构,掌握正确的使用方法并能正确地读出血压值。

(3)测压前至少休息5分钟。测压时,患者的身体要放松,血压计袖带须正确放置,且与心脏位置保持在同一水平线上。充气要快,放气时要缓慢,使用听诊器者,听诊器放在动脉上,听动脉音,读出血压值并记录之。最好同时记录脉搏的次数。一次测压后,隔2~5分钟再测压一次,以两次测压的平均值为血压值。

(4)坚持定期测量血压,切勿以自我感觉来估计血压的高低。自觉症状的轻重与血压的高低程度不一定成正比。在临床上,有些患者血压很高,却没有症状,是在体检中偶然发现的;相反,部分患者血压仅轻度升高,症状却很加明显。这是因为每个人对血压升高的耐受性不同,加上器官的损害程度有时候与血压的高低也不一定完全平行。因此,凭自我感觉来估计血压的高低,往往是错误的,也容易延误治疗。正确的做法是自己买个血压计,每天测量血压,掌握自己血压波动的规律性。

(5)治疗高血压应坚持"三心",即信心、决心、恒心,只有这样才能防止或推迟机体重要脏器受到损害。

(6)高血压病患者服药"七忌"。一忌擅自乱用降压药。服药类型不对路,则降压效果不明显,用药应遵从医生的指导。二忌频繁换药,随意增加服药剂量。俗话说"欲速则不达",降压操之过急,效果不仅差,还可能发生意外。降压药物均要在用药后的2周左右才能达到最佳效果。三忌单一用药。轻度高血压可以单用一种药物治疗。中重度高血压病提倡联合用药,这样能够发挥药物的协同作用,减少每种药物的剂量,部分抵消药物的不良反应。四忌只服药不测血压。自觉症状和病情轻重并不是完全一致的,应定时测量血压,及时调整用药,以达到维持巩固的效果。五忌间断服药。杜绝"血压一高就吃几片,血压一降马上停药"这种危险的服药方法。这不仅不能控制好血压,甚至会加重病情。因为血压大幅度波动所造成的危害更大,它可以引起血管内膜的损伤,促进动脉粥样硬化的形成。六忌无症状不服药。有些患者感到自己症状不明显就索性停药,这很可能会使病情加重,血压波动,导致心脑血管疾

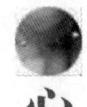

病的发生。七忌临睡前服用降压药。这样做有可能导致脑血栓、心绞痛、心肌梗死等严重后果,比较危险。正确方法是在临睡前 2 小时服药。

(7)避免盲目追求迅速将血压降至正常。老年人降压不能操之过急,60 岁以上的老年人,均有不同程度的动脉硬化,偏高的血压反而有利于心、脑、肾等脏器的血液供应。另外,血压降得过快或过低也会使患者感到头晕、乏力,还可诱发脑血栓形成等严重后果。

(8)除服用适当的药物外,还要注意劳逸结合、合理饮食、适当运动、情绪稳定、睡眠充足。

(9)根据自身血压波动的规律,调整服药时间。研究表明,高血压病患者的血压在清晨醒后变化最大,可以在数分钟之内上升 15～37.5 毫米汞柱(2～5 千帕),中午过后,血压会自行下降。这种血压的变化规律致使患者容易在早晨发生脑出血和在夜间发生脑缺血。传统的每日 3 次的服药方法没有考虑患者的血压变化规律,只是一味地考虑降低血压,结果使清晨时的血压控制不理想,而下午和夜间常使血压偏低。现在的服药方法是每天清晨醒后一次性服药,可以有效地防止早晨醒后的血压剧烈变化,使血压处于比较平稳的状态。

(10)妊娠期高血压疾病患者的居家自我照顾。①卧床休息之重要性:采取左侧卧位,可减轻子宫压迫下腔静脉,使静脉回流增加,进而增加全身血循环、胎盘和肾脏的血流灌注而使血压下降。②观察水肿:正常孕妇在怀孕末期会有足部水肿,但妊娠期高血压疾病之水肿通常会出现在第二妊娠期(怀孕4～6 个月)且会进展到眼睑。

(11)高血压的急救措施。偶遇高血压突发患者该如何应对,以下对策供参考:

患者血压突然升高,并伴有恶心、呕吐、剧烈头痛、心慌甚至视线模糊,说明已发生高血压脑病,应让患者立即卧床休息,及时服降压药,并稳定患者的情绪,嘱其不要紧张。如果服药和休息后病情无好转,应通知急救中心送医院急救。

患者突然心悸气短、口唇发绀、肢体活动失灵,伴咳粉红色泡沫痰,可能发生急性左心衰竭,应迅速让患者双腿下垂,采取坐姿,如备有氧气袋,应马上让患者吸氧,并立即通知急救中心。

高血压病患者在劳累或受到精神刺激后,突然发生心前区疼痛、胸闷并可放射至左肩或左上肢、面色发白、出冷汗时,要让患者安静休息,舌下含服一片硝酸甘油,并吸入氧气,马上呼叫急救中心。

倘若高血压病患者发病时,不但头痛、呕吐,还出现肢体麻木瘫痪、意识障碍,要立即让患者平卧,将头朝向一侧,防止把呕吐物吸入气道,造成呼吸困难。发现这种情况,家人应马上通知急救中心。

(徐桂琴)

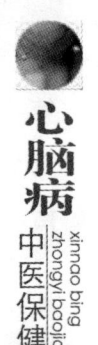

第二章 失 眠

失眠(insomnia)是一种持续的睡眠质和/或量令人不满意的生理障碍,是常见的睡眠障碍,可继发于躯体因素、环境因素、神经精神疾病等。其症状特点为入睡困难、睡眠不深、易惊醒、早醒、多梦,醒后疲乏或缺乏清醒感。白天思睡,严重影响工作效率或社会功能。

随着社会生活环境的改变,竞争压力的增加,人们的工作和生活节奏加快,睡眠障碍的发生率日渐上升,已经成为困扰当今医学界的一个重要问题。以失眠为例,据1999年10月在德国的Dresden召开的第三届世界睡眠联合协会大会多份流行病学调查资料统计表明,全球约1012人中有1人患失眠,发达国家比例更高。失眠是影响人们身心健康、生活质量和工作效率的第一问题。据统计,美国失眠人数达1/3;英国、澳大利亚及日本失眠人数为30%~35%。在对瑞典男性的一项调查中,6.9%的人在入睡方面有很大问题,14.3%的人有中等问题;法国的一项调查结果显示,48%的人有睡眠问题;世界卫生组织(WHO)对14个国家15个基地的25 916例在基层医疗机构就诊患者的调查结果表明,27%的人有睡眠问题,由睡眠障碍所带来的相关精神、躯体疾病及意外事故、工作效率低下等问题也已广泛引起关注。据最近一期全球睡眠中国区调查结果显示,中国存在睡眠问题的人群高达42.5%,且此状况有上升的趋势。

引起失眠的原因有很多,大致可分为以下几个类型:

(1)生理性失眠:可见于出差、倒时差、轮班、坐车船、光线太强、噪音、异常气味的刺激、环境影响(战争、风雨雷电等)、吸烟、饮用兴奋性饮料等。

(2)病理性失眠:可见于疼痛、瘙痒、呼吸系统疾病(如咳嗽、哮喘、睡眠呼吸暂停综合征等)、心血管疾病(如严重的高血压病、阵发性心动过速等)、消化系统疾病(如胃及十二指肠溃疡、胃及肠的痉挛性疼痛等)、泌尿系统疾病(如尿路感染、水肿等)、神经系统疾病(如三叉神经痛、偏头痛等)、精神疾病(如焦虑症、抑郁症、恐惧症、强迫症、精神分裂症等)、内分泌系统疾病(甲状腺功能亢进症、围绝经期综合征等)。

(3)精神心理性失眠：工作紧张、失恋、家庭纠纷、突发事件等使人们的精神处在一种高度紧张的状态,焦虑症、抑郁症等不断发生,失眠症随之而产生。

(4)药物性失眠：长期服用抗抑郁药物等引起的失眠。

(5)其他：如脑力劳动者,用脑过度,特别是学生,学习紧张,容易出现失眠。而体力劳动者及经常参加体育锻炼的人,失眠就不易发生。生活环境吵闹,可影响入睡；过度饮酒、饮茶及咖啡,也可引起失眠。

失眠的诊断标准参照中华医学会精神科学会制订的《中国精神病分类与诊断标准(CCDM-2-R)》。

(1)有失眠的典型症状。以睡眠障碍为基本的症状,其他症状均继发于失眠,包括入睡困难,易醒,多梦,晨醒过早,醒后不能再睡,醒后感觉不适,疲乏或白天困倦。

(2)上述睡眠障碍每周至少发生3次,并持续1个月以上。

(3)失眠引起显著的苦恼,或精神活动效率下降,或妨碍社会功能。

(4)不是任何一种躯体疾病或精神障碍症状的一部分。

临床上常见的失眠有3种类型：入睡困难型、维持睡眠困难型和早醒型。

1. 入睡困难型

表现为上床后久久不能入睡,持续时间超过1小时。害怕夜幕降临,害怕上床休息,就寝前后表现为烦躁、焦虑、紧张,辗转反侧难以入睡,并经常地考虑如何得到充足的休息,过多考虑个人问题、健康状况及失眠引起的不良后果。

2. 维持睡眠困难型

表现为睡不安稳,中途易醒,或夜间易惊醒,或醒后不能再入睡。这类失眠者一夜中的觉醒时间往往是正常者的3~4倍,醒后多感体力恢复不佳。

3. 早醒型

表现为清晨觉醒过早,比正常睡眠时早醒2~3小时,而且醒后不能再入睡。

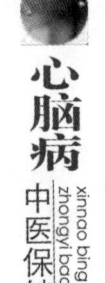

根据患上失眠时间的长短,又可以分为3种类型:

1. 暂时性失眠

失眠时间少于1周。暂时性失眠的出现可能是由于兴奋、焦虑等情绪体验造成,或者是由于睡眠时间、环境突然发生改变而产生。此类失眠一般会随事件消失或时间流逝而得到改善,但若处理不当可能会导致慢性失眠。

2. 短期性失眠

失眠时间为1周至1个月。产生这种失眠和压力有很大的关系。在严重或持续的压力下,会给人造成这种短期性睡眠障碍。短期性失眠需要主动改善失眠的原因,否则也会引发慢性失眠。

3. 慢性失眠

失眠时间在1个月以上。产生慢性失眠的原因很复杂,可能是多种因素共同造成的。一旦得了慢性失眠症,需要考虑寻求医生的帮助。

【中医认识】

中医称失眠为"不寐""目不瞑""不得卧""不得眠"等,古代医籍对其病因、症状和防治方法早有记载。中医认为乃外感或内伤等病因使脏腑功能失调,心神不安,以致经常不易入寐的一种病证。《灵枢·大惑论》中曰:"卫气不得入于阴,常留于阳,留于阳则阳气满,阳气满则阳跷盛,不得入阴则阴气虚,故目不瞑矣。"《素问·逆调论》中曰:"阴阳者胃也,胃者六腑之海也,其气以不行,阴阳逆,不得从其道,故不得眠也。"《灵枢·邪客篇》中曰:"饮以半夏汤一剂,阴阳已通,其卧立至。"《难经》中曰:"老人卧而不寐,少壮寐而不寤者,何也? 然:经言少壮者,血气盛,肌肉滑,气道通,荣卫之行不失于常,故昼日精,夜不寤也。老人血气衰,肌肉不滑,荣卫之道涩,故昼日不能精,夜不得寐也。"《伤寒六书》中说:"阳盛阴虚,则昼夜不得眠,盖夜以阴为主,阴气盛则目闭而卧安,若阴为阳所胜,故终夜烦扰而不得眠也。"

后世医家对失眠的原因和治疗方法及注意事项的认识更加深入。《张氏医通·不得卧》中亦有"年高心血衰不寐"之说,《先醒斋医学广笔记》中曰:"治不寐以清心火为第一要义。"清代《存存斋医话稿》中对失眠的原因和睡眠时的注意事项论述详细:"常习性失眠。多属神经衰弱之结果。患者精神抑郁,思虑纷然,卧时常觉睡意毫无,而神情又非常疲乏,勉强入睡。有彻夜不交睫者(前睡眠障碍),有只睡三四小时,一到习惯醒时,即不能复睡者(后睡眠障碍),日间肉体困倦,心绪恶劣,脑昏耳鸣,目眩头重,思考迟钝,做事厌倦,勉强为之,乖舛百出。其精神上之不快感觉,有非楮墨所能形容者,故不幸而成斯证。人生乐趣,尽付东流矣。此病治法,当分标本。"

中医认为,失眠的原因主要有以下几种:

1. 心脾两虚,神失所养

心主血而藏神,心主神明,为君主之官。心虚则神不藏。脾主运化,濡养心神,脾虚运化失司,化源不充,心失所养,心神不宁则不寐。此症多见于久病失调、思虑过度、慢性出血、崩漏产后、老年人气虚血少等,均可出现心脾两虚之症。

2. 阴虚火旺,上扰心神

心阴不足则心火亢盛,火热上扰心神,以致心神不安,夜不成眠,可见于劳心过度,或久病伤阴,耗伤心血。若房劳过度,或久病伤精,肾阴耗伤,可导致肾水不足,不能上承于心,水火不济。或五志过极,心火内炽,不能下交于肾。肾阴虚则志伤,心火盛则神动,都可出现心肾失交而神志不宁,因而不寐。中医认为,肝藏魂、藏血。人卧则血归于肝,神魂安于宅而安卧。若失血过多,或久病营血亏损,导致肝阴不足,血虚则魂失所藏,则可产生不寐。或因肝气郁结,郁久化火,灼伤阴液,虚火上扰心神,亦可产生不寐。

3. 心虚胆怯,魂神不宁

中医学认为,心者君主之官;胆者,中正之官。心气安逸,胆气不怯,决断思虑得其所矣。若胆气虚,决断失司,使心神不宁,则生不寐。形成胆气虚的病因有体质素弱、心胆素虚、善惊易恐、夜寐不安。若暴受惊吓,使情绪紧张,终日惕惕,渐至胆怯心虚而不寐。或肝胆郁热,日久灼液为痰,痰热内扰,亦可导致不寐。

4. 胃气不和,气机扰攘

由于饮食不节,宿食停滞,或胃肠积热,以致胃失和降,而不得安卧,亦可致不寐。

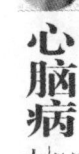

5. 病后、年迈、心血亏虚

久病血虚,产后失血,年迈血少,引起心血不足,心失所养,心神不安而不寐。

那么中医怎么治疗失眠呢?中医治疗失眠注意调整脏腑阴阳气血。"补其不足,泻其有余,调其虚实",如益气养血、健脾补肝益肾、疏肝解郁、降火涤痰、消导和中等。在泻实补虚的基础上施以安神定志,如养血安神、镇惊安神、清心安神。配合精神治疗,消除紧张焦虑,保持精神舒畅。一般证治分为六大类型:

1. 心火炽盛型

症见心烦不寐,躁扰不宁,口干舌燥,小便短赤,口舌生疮,舌尖红,苔薄黄,脉数有力或细数。治法:清心泻火,宁心安神。方药:朱砂安神丸。加减:若胸中懊恼,胸闷泛恶者,加山栀、豆豉、竹茹;若便秘溲赤者,加大黄、淡竹叶、琥珀。

2. 肝郁化火型

症见急躁易怒,不寐多梦,甚至彻夜不眠,伴有头晕头胀,目赤耳鸣,口干而苦,不思饮食,便秘溲赤,舌红苔黄,脉弦而数。治法:清肝泻火,镇心安神。方药:龙胆泻肝汤(龙胆草、黄芩、栀子、泽泻、木通、车前子、当归)。加减:若胸闷胁胀,善太息者,加香附、郁金;若头晕目眩,头痛欲裂,不寐欲狂,大便秘结者,可用当归龙荟丸。

3. 痰热内扰型

症见胸闷心烦不寐,噩梦纷纭、易惊易醒,脘腹痞闷,饮食少思,胸闷,或兼见咳嗽痰多,嗳气,伴有头重目眩,口苦,舌红苔黄腻,脉滑数。治法:清化痰热,和中安神。方药:黄连温胆汤(半夏、茯苓、竹茹、炒枣仁、陈皮、甘草、枳壳、大枣、生姜、黄连)。加减:若心悸动甚,惊惕不安者,加珍珠母、朱砂;若经久不寐,或彻夜不寐,大便秘结者,用礞石滚痰丸;若不寐伴胸闷嗳气,脘腹胀满,大便不爽,苔腻,脉滑者,用半夏秫米汤;若宿食积滞较甚,见有嗳腐吞酸,脘腹胀痛者,可加保和丸。

4. 阴虚火旺型

症见心烦失眠、入睡困难,同时兼见手足心热,盗汗,口干津少,咽干,健忘耳鸣,腰酸梦遗,心悸不安,口舌糜烂,舌质红或仅为舌尖红,少苔或无苔,脉象细数。治法:滋阴降火,清心安神。方药:黄连阿胶汤(黄连、黄芩、白芍、阿胶、鸡子黄)。

若以肾阴虚为主者,以六味地黄汤加夜交藤、酸枣仁、茯神、合欢皮。

5. 心脾两虚型

症见难以入寐,或寐中多梦易醒,醒后不易再寐,或兼见心悸、健忘、神疲乏力、纳谷不香,面色萎黄,口淡无味,食后腹胀、便溏,同时有心慌,舌质淡胖,苔薄白,脉细弱。可见于外伤或产后失血过多者。治法:补益心脾,养心安神。方药:归脾汤(党参、黄芪、白术、茯神、木香、当归、生姜、大枣、炙甘草、酸枣仁、远志、龙眼肉)。加减:如心气不足者,可加白芍、熟地、阿胶珠,以养心血;如不寐较重者,酌加五味子、柏子仁,有助于养心安神,或加合欢皮、夜交藤、龙骨、牡蛎,以镇静安神;如兼见脘闷纳呆、苔滑腻者,加半夏、厚朴、陈皮、茯苓,以健脾理气化痰。

6. 心肾不交型

症见心烦不寐,头晕耳鸣,咽干,精神萎靡,健忘,腰膝酸软,男子滑精阳痿,女子月经不调,舌尖红、苔少,脉细数。治疗:补肾固精,养心安神。选方:知柏交泰丸(黄柏、知母、生地、熟地、柏子仁、山萸肉、阿胶、黄连、肉桂、龟板胶、枸杞子、桑螵蛸、地骨皮)。

【中医保健措施】

一、未病先防

预防失眠首先要注意精神方面的调摄,应保持心情平和,消除紧张与疑虑。每日应有适当的体力劳动,并加强体育锻炼,持之以恒,促进身心健康。平时注意饮食和生活规律,按时作息,养成良好的睡眠习惯。

(一)心理平衡,心态平和

1. 积极寻找失眠的原因

积极探求失眠的相关因素,如饮食、药物、内外科疾病、精神疾病等。若因为某些疾病造成的失眠,可以去医院就诊,如疾病治愈,失眠也便随之好转;若因自身心理因素而致的失眠,则需要去找心理医生咨询,也可在心理医生的帮助、指导下,找出问题所在,加以正确解决,失眠也会痊愈。

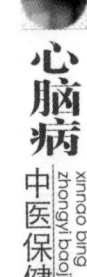

2. 注意心理调适

正确客观评价自己,能从不同的角度来看待自己的行为,发现真善美,看到优点、长处和成绩,多一份坦然,少一份敏感;多一份从容,少一份逞强;多一份情趣,少一份枯燥。对他人期望不要过高,对自己也不可过分苛求,要学会自己疏导情绪。

(二)适量运动

(1)睡觉前简单地压腿,然后在床上自然盘坐,两手重叠放于腿上,自然呼吸,感觉全身毛孔随呼吸一张一合,若能流泪打哈欠效果最佳,到了想睡觉时倒下便睡。

(2)仰卧,自然呼吸,感觉呼吸像春风,先融化大脚趾,然后是其他脚趾,接着脚、小腿、大腿逐渐融化。如还未睡着,再从头做。

(3)入睡快的人可右侧卧,右手掌托右耳。右掌心为火,耳为水,两者形成水火即济,在人体中形成心肾相交。久之,养心滋肾。

(4)放松训练:患者仰卧床上,双眼微合,把注意力集中在双手或双脚上,全身肌肉极度放松,用手或脚的沉重感来体验肌肉的松弛程度,越觉沉重表明肌肉越松弛,同时进行缓慢、均匀、深长的呼吸。练习时不进行任何思考,意念不能离开手或脚的沉重感,一旦出现与放松训练无关的思想,应立即停止,把注意力引回到手脚沉重感的体验上。坚持一段时间训练后可以取得良好的催眠效果。

(三)合理饮食

多吃有助于睡眠的食物。据研究,有助于睡眠的食物有小米、牛奶、豆浆、鲜藕、莲子、葵花籽、大枣、灵芝、猪心、酸枣仁、鹌鹑蛋、黄鱼、牡蛎肉、鳗鲡、山药、龙眼肉、银耳、芹菜、百合、梅子、荔枝、葡萄、苹果等。这些食物可以改善睡眠质量,具有直接的安神催眠作用。也可取新鲜的苹果、橘子、橙子,切开放在枕头边,以帮助催眠。

二、既病防变

1. 心脾两虚

症状:不易入睡或睡中多梦、醒后再难入睡,舌质淡,苔薄白,脉象缓弱。或兼心悸心慌,神疲乏力,口淡无味;或食后腹胀,不思饮食,面色萎黄等。治法:补益心脾,养血安神。方药:归脾汤加减(人参、黄芪、当归、龙眼肉、白术、木香、陈皮、茯神、酸枣仁、远志)。若脾虚便溏者,宜温脾安神,选用张景岳寿脾煎;偏于气虚者,可选用六君子汤,加炒枣仁、黄芪;偏于血虚者,养血安神,可选茯神散。

2. 心阴不足

症状:心烦、失眠、入睡困难,舌质红或仅舌尖红,少苔,脉细数或兼有手足心热,盗汗,口渴咽干或口舌糜烂等症。治法:滋阴降火,清心安神。方药:黄连阿胶汤(黄连、黄芩、生地、白芍、阿胶、鸡子黄)。如相火偏旺者,加知母、黄柏清泻相火;若心烦不安、头昏耳鸣者,加珍珠母、龙齿、女贞子育阴潜阳;若心肾不交,虚阳上扰,头面烘热,舌尖红者,加肉桂引火归元。

3. 心肾不交

症状:心烦不寐,头晕耳鸣,舌尖红,苔少,脉细数,兼有烦热,盗汗,咽干,精神萎靡,腰膝酸软。治法:交通心肾。方药:心肾两交汤加减(熟地、山茱萸、人参、当归、麦冬、枣仁、黄连、肉桂)。若以心阴虚为主者,可选用天王补心丹;如以肾阴虚为主者,可用六味地黄汤加夜交藤、酸枣仁、合欢皮、茯神之类;若心肾两虚兼有肝郁气滞者,可用通郁汤。

4. 心胆气虚

症状:虚烦不得眠,入睡后又易惊醒,终日惕惕,心神不安,眠后易惊醒,舌质正常或舌淡,脉弦细。治法:益气镇惊,安神定志。方药:安神定志丸加味(生牡蛎、生龙骨、龙齿、茯苓、茯神、石菖蒲、枣仁)。伴有心烦、多梦者,加黄连清心;若血虚阳浮,虚烦不得眠者,宜用酸枣仁汤,证情较重者,可选用高枕无忧散。

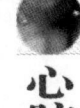

5. 血虚肝旺

症状:难以入睡,即使入睡也多梦易惊,化热者急躁易怒,无热者清醒而不得寐。兼有胸胁胀满,善叹息,平时性情急躁易怒。治法:疏肝养血安神。方药:酸枣仁汤加减(酸枣仁、甘草、知母、茯苓、川芎、柴胡、生赭石)。若心烦易怒者,加黄连清心火;虚烦失眠者加珍珠母、磁石重镇安神;肝郁化火者加丹皮、山栀。

6. 痰热内扰

症状:失眠,心烦头重,目眩,舌质偏红,舌苔黄腻,脉滑数,兼有胸闷、呕吐、嗳气痰多。治法：化痰清热，养心安神。方药：清火涤痰汤加减（胆南星、贝母、竹沥、姜汁、柏子仁、茯神、麦冬、丹参、僵蚕、菊花、杏仁、橘红）。若大便秘结者，可加大黄通腑泻热；若脘腹胀闷不适，舌苔厚腻者，加神曲、山楂、莱菔子消导积滞；若痰热伤阴，懊恼不眠者，加北秫米、麦冬、酸枣仁养心安神。

7. 脉络瘀阻

症状：自觉烦热，梦扰不宁，脉多细涩，舌质暗红，兼眼睑乌黑，皮肤有血缕或紫斑，或甲错。治法：和血通络，养血安神。方药：通幽安神汤加减（当归、川芎、红花、赤芍、丹参、生地、茜草、牛膝、牡丹皮、合欢皮、炒枣仁、生甘草）。如兼痰浊，宜加栝楼、半夏、石菖蒲；如心悸不安者加柏子仁、龙齿镇心安神。

【病后保健】

一、生活调理

(1) 保持生活规律，努力做到按时作息。

(2) 进行适当的体力劳动和锻炼，多听轻松的音乐，从事有趣的社会活动和娱乐活动，以分散对失眠的注意。此外，坚持放松训练，可有效地防治失眠，如打太极拳。

(3) 采取正确的睡觉姿势。睡眠时一般以侧睡为好，脊柱略向前弯，四肢放到舒适的位置，使全身肌肉得到满意的放松。一般认为向右侧睡，心脏受压小，可减轻其负担，有利于排血。

(4) 睡床和枕头有讲究。老年人常常患一些老年性骨关节病，如增生性脊椎病，睡弹簧床会加重这些病的症状，因此，老年人睡硬板床加柔软而厚的床垫或褥子则较好。睡棕绷床更好，因为棕绷床没有木板床硬，有一定弹性，睡在上面可使全身肌肉放松。枕头的高度及软硬度与睡眠的好坏关系也很大。一般来说，枕头的高度以不超过肩到同侧颈的距离为宜，注意使颈及躯干保持自然的前后弯度。枕上枕头后，头部向下的接触面增大，可以减少对头皮的压力。如果枕头太硬，则头接触面头皮压力大，影响局部的血液循环；如果枕头太软，头部过于下陷，不能使头部保持舒适的高度,不利于睡眠。

二、饮食调理

(一)改变饮食结构

晚餐不要吃辛辣食物,像辣椒、大蒜、洋葱等都会造成胃中有灼烧感和消化不良,进而影响睡眠。忌食油腻食物,因为油腻的食物吃了会加重肠、胃、肝、胆和胰的工作负担,刺激神经中枢,让它一直处于工作状态,从而导致失眠。含咖啡因的食物会刺激神经系统,还具有一定的利尿作用,是失眠的常见原因,所以应少喝咖啡、奶茶、可乐。

(二)中医辨证单验方和简易食疗方

(1)失眠1号方:黄芪、茯神、炙甘草、人参、炒枣仁、五味子、柏子仁、夜交藤、生牡蛎,水煎服,每日1剂,对心脾两虚型较为合适。

(2)交心安神汤:生地、茯苓、山茱萸、炒枣仁、知母、黄柏、玄参、生甘草,每日1剂,对心肾不交者尤为合适。

(3)温胆汤加味:陈皮、半夏、茯苓、甘草、枳实、杏仁、黄连、黄芩、栝楼,适用于痰热内扰轻型失眠症。若症状明显,还可用清心化痰丸,即半夏、茯苓、橘红、胆南星、枳实、杏仁、黄芩。

(4)心火上炎,烦躁失眠者可饮用莲心茶。以莲心2克,开水冲泡,当茶睡前饮用。

(5)阴虚干咳失眠者可食用百合粥。以生百合100克和粳米100克,加水1000毫升煮粥。既能帮助入眠,减少噩梦,还有美容养颜的作用。

(6)心脾两虚失眠者可用龙眼30克、粳米50克、大枣2枚熬粥食用。龙眼味甘性温,补心益脑,粳米清热安神,大枣益脾养血。三者组合共奏益心神、和脾胃、安睡眠之功。

(7)陈小麦60克,大枣15枚,甘草30克,加水4碗煎成1碗,临睡前服。此方特别适合围绝经期妇女,失眠多汗虚弱者。

(8)莲子30克,百合15克,冰糖适量。将莲子、百合共煮成汤,加冰糖调味,临

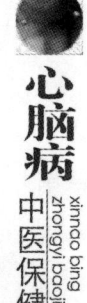

睡前服。此方适用于虚热烦躁失眠者。

(9)柏子仁10~15克,粳米50~100克,蜂蜜适量。先将柏子仁去尽皮壳杂质,捣烂,同粳米煮粥,待粥熟时,兑入蜂蜜,稍煮1~2沸即可。每日服食2次,2~3日为1个疗程。此方特别适用于失眠健忘、长期便秘的老年患者。

(10)炒酸枣仁60克,大米200克。将炒酸枣仁加水煎熬,取汁去渣,再加入大米熬粥,每次适量食用。研究表明,酸枣仁含有丰富的植物油、有机酸和维生素,具有镇静和催眠作用。适合各种失眠患者。

(11)红枣500克(去核),加水煮烂,再加冰糖100克、阿胶150克(后放),慢火煨成膏备用。早晚各服1~2匙。此方适用于气血亏虚引起的失眠、多梦、精神恍惚者,也是滋补的佳品。

(12)莲子百合瘦肉汤。莲子50克,百合50克,猪瘦肉250克切块,加水煲汤。此汤具有益气调中、补虚损、交心肾、安神益智的功效。适用于神经衰弱,心悸失眠,病后体弱等。

(13)柏子仁炖猪心。每次用柏子仁适量,猪心1个,将柏子仁放入猪心内,加水炖熟服食。此汤具有养心安神、补血润肠的功效。适用于心悸,怔忡,失眠,肠燥便秘等。

(14)合欢花蒸猪肝。每次用合欢花(干品)10克,加水少许,浸泡4~6小时,猪肝100~150克切片,同放碟中,加食盐少许调味,隔水蒸熟,食猪肝。此汤具有清风明目、舒郁理气、养肝安神的功效。适用于失眠、胁痛等。

(15)甘草小麦红枣汤。每次用甘草10克,小麦30克,红枣5枚,清水2碗煲汤。汤煎至1碗时,去渣饮汤。此汤具有和中缓急、养心安神除烦、补脾和胃的功效。适用于癔病、神经衰弱、失眠、盗汗等。

(16)莲子桂花冰糖汤。莲子120克,冰糖150克,桂花15克。莲子用冷水泡发,去心,上屉蒸45分钟,备用;银耳用温水泡软,除去黄根,洗净,蒸熟备用;锅中倒入适量清水,加冰糖、桂花、烧开,放入银耳略烫,捞出放入大汤碗中,然后把蒸熟的莲子倒入大汤碗中,把锅中冰糖汁浇在碗内即可。可佐餐食用。功效滋阴润肺、补脾安神。适用于各种慢性病损伤心肺所致的失眠、心烦、干咳、咽喉干燥以及食欲不振等的辅助治疗。

(17)猪心莲参圆肉汤。猪心1个(约250克),莲子50克,太子参25克,桂圆肉10克,食盐、味精各少许。猪心、莲子(去心)、太子参、桂圆肉洗净,放入砂锅中,加清水500毫升,用猛火煮沸后,再改用小火炖3小时,加食盐、味精调味。可佐餐食用。功效补心健脾、安心养神。适用于心脾不足、脾虚气弱所致的失眠、精神不佳、神疲肢倦、心烦心悸以及记忆力下降等的辅助治疗。

(18)杞子山药猪脑汤。枸杞子25克,山药50克,猪脑(2个)30克,生姜、葱各适量,食盐少许。山药、枸杞子洗净,猪脑洗去血浆;先把山药、枸杞子、姜、葱放入砂锅中,加清水500毫升,用小火煲30分钟,放入猪脑,再煲30分钟,加入食盐调味即可。可佐餐食用,连服3~7天。功效滋补肝肾、安神益智。适用于糖尿病肝肾阴虚所致的失眠、耳鸣、健忘、头晕头痛、五心烦热、烦躁易怒、腰膝酸软等的辅助治疗。

(19)人参猪脑五味汤。猪脑2个,人参、五味子各6克,麦冬、枸杞子各15克,生姜4片,食盐少许。把猪脑、人参、麦冬、五味子、枸杞子、生姜分别洗净,一起放入炖盅内,加开水500毫升,加盖后用小火隔水炖3小时,然后加入食盐调味即成。可佐餐食用。攻效补气养阴、安神健脑。适用于失眠症属心肺两虚、肾阴不足所致的头晕目眩、耳鸣多梦以及记忆力减退等的辅助治疗。

(20)葱白红枣汤。红枣20枚,葱白8根。把红枣泡发,洗净,加水250毫升,用中火煮20分钟,加入葱白,继续用小火煮15分钟即成。温服,每天1~3次,每次150~200毫升。功效祛风散寒、健脾养心。适用于神经衰弱所致的失眠、多梦、胸中烦闷等的辅助治疗。

三、保健疗法

1. 足底按摩

足底按摩是对足部表面施加压力,使它影响全身以调节身体各器官、经络的功能。利用这种方法能有效改善经常失眠患者的睡眠情况,其具体操作是:

(1)脚底按摩:仰卧床上,抬起双脚用力相互摩擦。如果双手也同时进行,摩擦效果更好。只要用力摩擦20次左右,脚部就会感到温暖,睡意也就降临了。

(2)赤脚行走:脚掌心是保持人体平衡的重要部位,身体健康的人都具有结实的脚掌心。赤脚行走时尽可能让脚掌心得到刺激,可尝试走卵石路。所以,为了身体的健康,在家中尽可能让双脚从鞋袜中解放出来,赤脚行走。只要长期坚持,经常失眠的人也能因其作用获得良好的睡眠。

(3)敲击脚底:每天晚上睡觉前以脚掌为中心用拳头有节奏地敲击脚底,以稍有疼痛感为度,每只脚100次左右。这样做可以消除一天的疲劳,促进全身血液循环,使内脏功能加强,恢复精力。

2. 穴位按摩法

(1)耳后的完骨穴。神经兴奋无法入眠时,刺激此穴位相当有效,可调节自主神经,具有诱睡功效。

触摸耳垂后方,有一突出的小骨——乳突,从乳突下端沿后缘往上触摸,可摸到一浅窝,一压,会有震动之感的地方就是完骨穴。用两手的大拇指仔细揉压左右两边的完骨穴,不知不觉间,就会想睡。

(2)脚底的失眠穴。脚底有一个称为"失眠穴"的特效穴位。此穴即为"取回失去的睡眠"之意,所以,无法入眠时刺激它,非常有效。

失眠穴在脚后跟的中央,可以拳头捶击刺激,轻轻地来回多捶几下。此穴又称为百敲穴。因为在床上,只要敲100次此穴,就可以安然入睡,故而得此名。

(3)其他对缓解失眠有帮助的穴位:

印堂穴:此穴位于两眉正中处。用拇指推摩印堂穴2~3分钟。

三里穴:此穴位于外膝眼下三寸、两筋中间。用左右手指分别按揉左、右腿足三里穴3~5分钟。

三阴交穴:此穴位于内踝上三寸、胫骨后缘处。用左手大拇指按揉右脚三阴交穴,再用右手大拇指按揉左脚三阴交穴各3分钟。

涌泉穴:此穴位于足底前1/3凹陷处。用左右手分别按摩左右涌泉穴各100次。或者在睡前先以热水泡脚,再用拇指按摩涌泉穴,直到发热为止。

神门穴:位于手掌向上前臂靠小指一侧手腕横纹之上。两手各一。用拇指与食指夹住穴位,用拇指指腹慢慢按压搓揉穴位,直到产生睡意为止。

3. 磁疗法

磁疗又叫磁穴疗法,是以经络腧穴理论为依据,利用磁场作用于人体而治疗疾病的方法。常用于治疗失眠的磁疗方法有磁片、磁珠敷磁法、磁椅、磁帽等。根据不同证型取穴,选穴原则与针刺和耳针疗法相同。主穴:神门、三阴交、安眠;配穴:太阳、风池、内关、足三里。每次选穴2~4个,使用时可将磁片贴在穴位或患处,用胶布固定,亦可缝在衣帽或布袋上,还可做成手表式。磁感应强度一般为0.05~0.1特,一般贴敷3天,若无反应,可在连续贴敷5天后再进行第二次贴敷。贴敷4次为1个疗程。也可用交变电磁法,每天治疗20~30分钟。

4. 全身按摩法

以中性乳液或薰衣草、橙花香精按摩全身,尤其可着重按摩脚底及太阳穴等部位。此外,把手指微微张开,由下巴按摩至前额,再从头顶按摩到颈背;也可以轻轻按摩眼睛周围。

5. 呼吸练习法

渐进地用腹部呼吸(不要太用力或突然吸一大口气),然后吐气,大约2秒钟之后再吸气,这种呼吸法可镇静神经系统。不妨在睡前平躺在床上重复这个练习,直到你开始想睡觉为止。

6. 日光浴法

日光浴法是让患者仰卧于阳光下,按一定的顺序和时间要求,系统照晒体表部位,利用太阳光的光照和辐射作用治疗神经衰弱和失眠等症状。行日光浴时,应尽量放松身心,抛却烦恼,闭目养神,以求达到更好的效果。

7. 花香疗法

玫瑰、薰衣草、茉莉、百里香等常见香味花卉,具有一定的安眠助睡效果。据学者研究,花香主要来自花中芳香性挥发油成分,其化学成分极为复杂,主要是醛类、酮类及酯类成分。

8. 风油精涂穴法

在心烦胸闷、头昏脑涨不能入睡时,以少许风油精涂擦太阳、风池两穴能帮助你放松身心,促进睡眠。太阳穴,位于外眼角向后1寸凹陷中。风池穴,位于头后枕部、颈项大筋两侧向上推至骨下凹陷中。也有人建议用风油精涂擦足底的涌泉穴,也有安眠作用。

9. 梳头法

经常梳头,能提神醒脑,消除疲劳,提高思维能力和工作效率。此外,还有防治失眠、神经性头痛及秃发的功效。睡前取梳齿不尖锐的木梳,从前额经头顶梳向枕部,先中央渐至两侧,先轻后重,反复梳理15分钟左右,早晨及晚上临睡前15分钟各1次。或睡前梳头至少5分钟。梳理时静心体验其乐趣。手法轻重以舒适为度。如无梳子,可用指叩,双手弯曲,除拇指外,余四指垂直叩击头皮,方向与要求同梳子梳法。

10. 经络保健法

(1)运百会。两手轮流以示、中指指腹按揉百会穴1分钟。若有家人帮助,也可取坐位用艾条悬灸百会20~30分钟。百会穴位于头顶正中线与两耳尖连线的交点处,为手足三阳、督脉之会,是调节脑功能的要穴。此外,百会穴有很好的健脑作用,最好在白天做。对课业繁重的学生,自觉气不够,突然起立会头晕眼花的女士以及希望预防老年痴呆的老年朋友也很有帮助。

(2)拍心包经。由上自下以空掌拍打双上肢心包经循行部位5~8分钟,重点在肘部内侧,以红润或出现瘀斑为度(出现瘀斑一般是邪气出表的征象,如无其他不适可待其自行吸收)。心包经位于双上肢内侧的正中线上,《灵枢经》中记载"肺心有邪,其气留于两肘"。而中医认为情志类疾病都与心有关。所以,拍打心包经可以清心除烦。可白天做,对于失眠伴有思绪多、压力大、平素情绪易紧张者有良好的调节作用。

(3)按压合谷、太冲穴。睡前取坐位按揉双侧合谷、太冲穴各3分钟,如局部有酸胀感以可以忍受为度,此时疗效较好。合谷穴在手背第一、二掌骨结合部之间凹陷中,太冲穴在足背侧,当第一跖骨间隙的后方凹陷处。合谷和太冲合称四关穴。二穴相配,一阴一阳,一上一下,可调一身之气血,理阴阳之失调,具有疏肝解郁、行气活血、和胃降逆、定志安神之效。二穴相互作用,相得益彰,对于失眠伴情绪不稳定者疗效较肯定。

11. 刮痧法

取俯卧位,施治者帮其刮拭背部督脉、华佗夹脊穴及膀胱经。重点为心俞、厥阴俞、肝俞、胆俞、脾肾、胃俞,以出痧为度。背部刮痧可通达气血经络,调整脏腑功能,重点穴位有疏肝和胃、清心除烦的功效(如自己不易操作,也可到医疗机构做)。

12. 音乐疗法

失眠者借助音乐,在特定的环境气氛、乐曲旋律和节奏中,使人心理上产生自我调节作用,达到改善睡眠的目的。

失眠者经常听一些舒缓的民乐、轻音乐等,可以使其情绪平稳、放松。对于以焦虑、忧郁症状为主的失眠者,常听柔和、优美的抒情类音乐,能帮助其排除忧郁和焦虑。听过一段时间音乐后,失眠者的精神压力会逐渐减轻,精神症状也会逐渐好转,从而使失眠者的睡眠得到改善。

失眠症患者听音乐时,不是随便躺在床上听听音乐就可以收到非凡的效果的,其正确的操作程序很关键。具体做法如下:

(1)音乐流程:一般采用欣赏音乐——聆听——欣赏音乐——诱导睡眠的治疗过程。

(2)准备工作:在听音乐前,失眠者要躺在干净、舒适、无干扰的床上,先采取最喜欢的卧姿,使用耳机有助于取得最佳效果。

(3)睡眠诱导:失眠者仰卧,四肢平伸,放松身心。正常呼吸10次后,双眼向额部方向注视,凝视一点不动,持续做深呼吸,吸—呼—吸—呼……(持续1分钟以上)。然后闭目,按头、颈、胸、腹、四肢、手脚部位的次序,在心里念出部位名称和"松"字。念身体部位名称时做深吸气,在念"松"字时,放松所指出的部位并缓缓呼气,根据念的速度进行吸气和呼气。

(4)音乐选择:不宜盲目地选择自己喜欢的音乐,而应选择和声简单、曲调和谐、旋律变化跳跃小、慢节奏的独奏曲或抒情音乐,其中以小提琴、钢琴独奏曲效果较明显。这类音乐的中心频谱大多在125～250赫兹,往往比较容易使人入睡。

不同的乐曲具有不同的改善睡眠的作用,事先应做好选择。应以我国传统的乐曲、古典音乐和轻音乐为主。听音乐的时间不宜太长,一般在 30～60 分钟,也不宜单用一曲,以免重复而令人生厌,可选用一组在情调、节奏、旋律等方面和谐的多支乐曲或歌曲。音量不宜过大,应在 45～70 分贝。

失眠症患者听音乐时,应以轻柔、舒缓、低沉为原则,可选择久负盛名的催眠曲,也可选择国内比较流行的改善失眠的曲目,以期达到心情平静、缓缓入睡的效果。

古代曲目:《梅花三弄》《阳关三叠》《良宵》《汉宫秋月》《黛玉葬花》《高山流水》《二泉映月》《春江花月夜》《寒江月》等。

现代曲目:《小城故事》《无限的爱》《山水割不断相思情》《天涯歌女》《太湖美》《江南好》《海滨之夜》《秋思》《小草》等。

外国曲目:海顿的《小海曲》、舒伯特的《小夜曲》、肖邦的《小夜曲》、勃拉姆斯的《摇篮曲》及《悲伤西班牙》《意大利女郎》《月夜》《梦之桥》等。

在治疗效果上,《二泉映月》《平湖秋月》《烛影摇红》《军港之夜》《出水莲》《春思》《银河会》、门德尔松为莎士比亚的《仲夏夜之梦》所做的配乐等,有催眠之功效;《塞上曲》《春江花月夜》《平沙落雁》《仙女牧羊》《小桃红》等,有镇静之功效。运用音乐疗法治疗失眠,一般是选择在晚上睡前 2～3 小时进行,也可以每天 2～3 次,每次治疗时间为 30～60 分钟。听音乐时应全身投入,从音乐中寻求感受,并且还可以随乐曲自我哼唱。听完音乐后进行散步活动,交谈一些趣事,避免谈及工作、学习及生活中烦恼的问题。

音乐疗法治疗失眠一般以 1 个月为 1 个疗程。

四、睡眠评估

(一)睡眠卫生知识和习惯量表

睡眠卫生知识量表是一项有关白天行为对睡眠影响情况的调查。该量表能够客观评价环境因素对于睡眠的破坏程度,帮助了解失眠患者对于睡眠卫生知识的掌握的情况和所存在的不良睡眠卫生习惯,有助于分析与判断患者的日常行为对于睡眠的影响及其程度,对于选择和制订个体化的治疗方案具有重要的意义。

量表内容：

	对睡眠有帮助			对睡眠	干扰睡眠		
	非常	中等	轻微	无影响	轻微	中等	非常
白天睡午觉或打盹	1	2	3	4	5	6	7
上床睡觉时感到饥饿	1	2	3	4	5	6	7
上床睡觉时感到口渴	1	2	3	4	5	6	7
每天抽烟超过1包	1	2	3	4	5	6	7
定期服用催眠药物	1	2	3	4	5	6	7
睡前2小时内剧烈运动或活动	1	2	3	4	5	6	7
每晚要睡同样长的时间	1	2	3	4	5	6	7
睡前设法使自己放松	1	2	3	4	5	6	7
晚上吃含有咖啡因的食物、饮料或药	1	2	3	4	5	6	7
下午或傍晚锻炼身体	1	2	3	4	5	6	7
每天在同一时间醒来	1	2	3	4	5	6	7
每天在同一时间上床睡觉	1	2	3	4	5	6	7
晚上喝酒(3杯啤酒或其他酒)	1	2	3	4	5	6	7

睡眠卫生习惯量表

对下列每个行为,根据您自己的情况,在每项后面的括号内添上您每周参与活动或经历的平均天数(0～7天)。

午睡或打盹　　　　　　　　　　　　　　　　　　　　（　）

上床睡觉时感到口渴　　　　　　　　　　　　　　　　（　）

上床睡觉时感到饥饿　　　　　　　　　　　　　　　　（　）

每天抽烟超过1包　　　　　　　　　　　　　　　　　（　）

定期服用催眠药物　　　　　　　　　　　　　　　　　（　）

睡前4小时内喝含咖啡因的饮料(咖啡或茶)　　　　　（　）

睡前2小时内喝3杯啤酒或其他酒　　　　　　　　　　（　）

睡前4小时内口服含咖啡因的药物　　　　　　　　　　（　）

准备上床睡觉前担心睡觉的能力　　　　　　　　　　　（　）

白天担心晚上睡觉的能力　　　　　　　　　　　　　　（　）

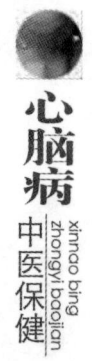

喝酒帮助睡觉	(	)
睡前2小时内剧烈运动或活动	(	)
睡觉受光线干扰	(	)
睡觉受噪声干扰	(	)
睡觉受同床人干扰(如一人睡则填"无")	(	)
每晚要睡同样长的时间	(	)
睡觉前设法使自己放松	(	)
下午或傍晚锻炼身体	(	)
晚上睡觉时卧室或床温暖舒适	(	)

(二)匹兹堡睡眠质量指数(PSQI)

匹兹堡睡眠质量指数量表用于评定被测试者最近1个月的睡眠质量。量表由19个自评和5个他评条目组成,而其中参与记分的18个自评条目可以组合成7个因子(睡眠质量、入睡时间、睡眠时间、睡眠效率、睡眠障碍、催眠药物、日间功能),每个因子按0~3分等级记分,累计各因子得分为匹兹堡睡眠质量指数量表的总分。总分范围为0~21,得分越高,表示睡眠质量越差。其特点是将睡眠的质和量有机地结合在一起进行评定,十分明确具体,有助于鉴别暂时性和持续性的睡眠障碍。

量表内容:

1.近1个月,晚上上床睡觉的时间通常是_____点钟。

2.近1个月,每晚通常要_____分钟才能入睡。

3.近1个月,每天早上通常_____点钟起床。

4.近1个月,每夜实际睡眠时间_____小时(注意:不等于卧床时间)

从以下每一个问题中选一个最符合你的情况作答案。

5.近1个月,你是否因为以下问题影响睡眠而烦恼:

(1)入睡困难(不能在30分钟内入睡)

A.无 B.<1次/周 C.1~2次/周 D.≥3次/周

(2)夜间易醒或早醒

A. 无　　　　　B. <1次/周　　　C. 1~2次/周　　　D. ≥3次/周

(3)夜间起床上厕所

A. 无　　　　　B. <1次/周　　　C. 1~2次/周　　　D. ≥3次/周

(4)出现呼吸不畅

A. 无　　　　　B. <1次/周　　　C. 1~2次/周　　　D. ≥3次/周

(5)响亮的咳嗽声或鼾声

A. 无　　　　　B. <1次/周　　　C. 1~2次/周　　　D. ≥3次/周

(6)感到太冷

A. 无　　　　　B. <1次/周　　　C. 1~2次/周　　　D. ≥3次/周

(7)感到太热

A. 无　　　　　B. <1次/周　　　C. 1~2次/周　　　D. ≥3次/周

(8)做噩梦

A. 无　　　　　B. <1次/周　　　C. 1~2次/周　　　D. ≥3次/周

(9)感到疼痛

A. 无　　　　　B. <1次/周　　　C. 1~2次/周　　　D. ≥3次/周

(10)其他影响睡眠的事情

A. 无　　　　　B. <1次/周　　　C. 1~2次/周　　　D. ≥3次/周

如果存在以上问题,请说明:

6.近1个月,总的来说,您认为自己的睡眠

A. 很好　　　　B. 较好　　　　　C. 较差　　　　　D. 很差

7.近1个月,您用药物催眠的情况

A. 无　　　　　B. <1次/周　　　C. 1~2次/周　　　D. ≥3次/周

8.近1个月,您常常感到困倦,难以保持清醒状态吗?

A. 无　　　　　B. <1次/周　　　C. 1~2次/周　　　D. ≥3次/周

9.近1个月,您做事情的精力不足吗?

A. 没有　　　　B. 偶尔有　　　　C. 有时有　　　　D. 经常有

10.近1个月有无下列情况(请询问同寝室的人)

(1)高声打鼾

A.无　　　　　　B.＜1次/周　　　　C.1～2次/周　　　　D.≥3次/周

(2)睡眠中较长时间的呼吸暂停(呼吸憋气)现象

A.无　　　　　　B.＜1次/周　　　　C.1～2次/周　　　　D.≥3次/周

(3)睡眠中腿部抽动或痉挛

A.无　　　　　　B.＜1次/周　　　　C.1～2次/周　　　　D.≥3次/周

(4)睡眠中出现不能辨认方向或意识模糊的情况

A.无　　　　　　B.＜1次/周　　　　C.1～2次/周　　　　D.≥3次/周

(5)睡眠中存在其他影响睡眠的特殊情况

A.无　　　　　　B.＜1次/周　　　　C.1～2次/周　　　　D.≥3次/周

五、家庭治疗原则及自我管理

(1)首先建立信心。对生活中偶尔的失眠,不过分忧虑,相信自己的身体自然会调节适应。建立积极的心理暗示:一旦躺在床上就应有一个合理的期待,即明确地告诉自己:我要睡了,我会睡得很好,我明早6点半会醒来。长期这样做,机体的生物钟就会对准。

(2)睡前保持情绪稳定,不可生气。睡前生气发怒,会使人心跳加快,呼吸急促,思绪万千,以致难以入睡。应放松心情,睡前半小时内避免过分劳心或劳力的工作。

(3)睡前不要饱餐。睡前吃得过饱,胃肠要加紧消化,装满食物的胃会不断刺激大脑。大脑有兴奋点,人便不会安然入睡。

(4)睡前不要饮茶。茶叶中含有咖啡碱等物质,这些物质会刺激中枢神经,使人兴奋。若睡前喝茶,特别是浓茶,中枢神经会更加兴奋,使人不易入睡。

(5)睡前不要饮酒。饮酒固然容易入睡,但由酒所诱导的睡眠不易持久。酒气一消,人就易醒,醒后就再难入睡,而且酗酒者容易导致窒息性失眠。

(6)睡前不要剧烈运动。睡前剧烈运动,会使大脑控制肌肉活动的神经细胞呈现极强烈的兴奋状态,这种兴奋在短时间里不会平静下来,人便不能很快入睡。所以,睡前应当尽量保持身体平静,但也不妨做些轻微活动,如散步。

(7)睡觉不应枕头过高。从生理角度上讲,枕头以8～12厘米为宜。枕头太低,容易造成落枕,或因流入头脑的血液过多,造成次日头昏脑涨、眼皮水肿;枕头过高,会影响呼吸道畅通,易打呼噜,而且长期高枕,易导致颈部不适或驼背。

(8)睡觉不枕着手睡。睡时两手枕于头下,除影响血液循环、引起上肢麻木酸痛外,还易使腹内压力升高,久而久之还会产生反流性食管炎。所以,睡时不宜以两手为枕。

(9)不用被子蒙头。以被蒙面易引起呼吸困难;同时,吸入自己呼出的二氧化碳,对身体健康极为不利。婴幼儿更不宜如此,否则有窒息的危险。

(10)睡觉时应避风。人体睡眠时对环境变化的适应能力降低,易受凉生病。睡觉的地方应避开风口,以床离窗、门有一定距离为宜。

(11)安排规律的生活。使生活起居规律化,养成定时睡眠与起床的习惯,建立自己的生理时钟。即使有时确有必要晚睡,早晨仍应按时起床。节假日亦不可睡懒觉。睡眠不能储存,睡多了也无用。

(12)设计安静的卧房。尽量使卧房远离噪音,养成关灯睡觉的习惯。

(13)使睡床单纯化。要明确床是为睡眠而准备,形成躺在床上就是睡眠的意识,而不要躺在床上做其他事,待困倦才闭眼入睡。

(徐桂琴)

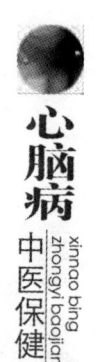

第三章 脑卒中

脑卒中是中老年人的一种常见病,是发病率、致残率及死亡率均较高的一类疾病。以突然昏仆,半身不遂,语言謇涩或失语,口舌歪斜,偏身麻木为主要表现,或不经昏仆而仅以半身不遂,口眼歪斜为主症。现代医学中的脑血管意外包括脑血栓形成、脑栓塞、高血压脑出血、蛛网膜下隙出血等均归属于中医"中风"的范畴。

目前脑血管病已成为危害我国中老年人身体健康和生命的主要疾病。国内完成的7个城市和21省农村神经疾病流行病学调查结果显示,我国城市脑血管病的年发病率、死亡率和时点患病率分别为219/10万、116/10万和719/10万;农村地区分别为185/10万、142/10万和394/10万。据此估算,全国每年新发脑卒中者约200万人;每年死于脑血管病者约150万人;存活的患者数(包括已痊愈者)为600万~700万。

脑血管病有不同的分类方法:①依据神经功能缺失症状持续的时间,将不足24小时者称为短暂性脑缺血发作,超过24小时者称为脑卒中;②依据病情严重程度可分为小卒中、大卒中和静息性卒中;③依据病理性质可分为缺血性卒中和出血性卒中;前者又称为脑梗死,包括脑血栓形成和脑栓塞;后者包括脑出血和蛛网膜下隙出血。

脑血管病的危险因素及高危人群:

1. 不可干预的危险因素

(1)年龄。年龄是重要的独立脑卒中危险因素之一。脑卒中发病率随年龄增加,55岁后每10年增加1倍。脑卒中大多数发生于65岁以上者。

(2)性别。男性比女性的脑卒中发生率大约高30%。在每个年龄组的发病率：男性＞女性。

(3)家族史。脑血管病家族史是易发脑卒中的一个因素。父母双方直系亲属发生脑卒中或心脏病时＜60岁，其患脑卒中的相对危险明显增高。

(4)种族。不同种族的脑卒中发病率不同，有色人种脑卒中发病率高于白色人种。

此外，社会因素，如生活方式和环境，也可能起一定作用。

2. 可干预的危险因素

具体包括高血压、糖尿病、高血脂、吸烟、饮酒、肥胖、缺少体育锻炼、脑供血动脉狭窄、心脏病变。其他危险因素有动脉夹层、卵圆孔未闭、高同型半胱氨酸血症、血液高凝状态、脑静脉窦血栓形成、妇女激素替代治疗、脑出血后抗凝药物的使用等。

3. 高危人群确定

具有高血压、糖尿病、心脏病、血脂代谢异常、肥胖、吸烟、久坐生活方式、脑供血动脉狭窄、血液高凝状态、有脑卒中家族史及年龄超过60岁的老年人都应确定为高危人群。

脑卒中的预警症状有：突发的一侧面部或肢体的麻木或无力；突发的视力模糊或失明，尤其是单侧；失语，说话或理解语言困难；突发严重的原因不明的头痛；不明原因的头晕，走路不稳或是突然跌倒，尤其是伴有上述任何一个症状的时候，以上症状的持续时间可能短到几秒钟。但不论时间长短，只要发生以上症状，就应及时就医。

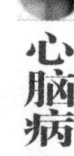

脑卒中的现场识别方法如下：

(1)医务人员应能够快速识别或协助(教育)公众(包括高危患者、家人等)能够快速准确地识别脑卒中常见的症状：①身体一侧或双侧，上肢、下肢或面部出现无力、麻木或瘫痪。②单眼或双眼突发视物模糊，或视力下降，或视物成双。③语言表达困难或理解困难。④头晕目眩、失去平衡，或任何意外摔倒，或步态不稳。⑤头痛(通常较严重且突然发作)或头痛的方式意外改变。同时要进行必要的紧急处理，首先考虑"ABC原则"，即确保呼吸道通畅，防止发生窒息，解开患者衣领，有假牙者应设法取出,将患者取平卧位,头偏向一侧,必要时吸痰、清除口腔呕吐物或分泌物;判断呼吸,呼吸困难者可用面罩或鼻导管给氧;维持循环稳定。

(2)当突然出现上述5种表现的任何一种时,特别是具有脑卒中危险因素(如老年、高血压、心脏病、糖尿病等)者,高度怀疑脑卒中,应立即呼叫"120"送往医院。

(3)突然出现神志模糊或昏迷者要意识到脑卒中的可能性,立即呼叫"120"送往医院。

【中医认识】

脑卒中相当于中医"中风""卒中""仆击""偏枯""类中"等范畴,历代医籍对其病因、发病机制、症状和防治早有记载。《灵枢·刺节真邪篇》中曰:"虚邪偏客于身半,其入深,内居荣卫,荣卫稍衰,则真气去,邪气独留,发为偏枯。"《素问·生气通天论》中曰:"阳气者,大怒则形气绝,而血菀于上,使人薄厥。"《素问·调经论》中曰:"血之与气,并走于上,则为大厥。厥则暴死,气复返则生,不返则死。"《素问·本病论》中曰:"久而化郁,民病卒中偏痹,手足不仁。"《素问·大奇论》中曰:"脉至如喘,名曰暴厥,暴厥者,不知与人言。"《灵枢·刺节真邪论》中曰:"虚邪偏客于身半,其入深,内居营卫;营卫稍衰,则真气去,邪气独留,发为偏枯。"《丹溪心法》中曰:"中风大率主血虚有痰。"《临证指南·中风》中曰:"精血衰耗,水不涵本,木少滋荣,故肝阳偏亢,内风时起。"《证治汇补》中曰:"平人手指麻木,不时眩晕,乃中风先兆,须预防之。"

中风的发生是多种因素所导致的复杂病理过程,风、火、痰、虚、瘀是其主要的病因。脑府为其病位,肝肾阴虚、水不涵木、肝风亦动;五志过极、肝阳上亢、引动心火、风火相煽、气血上冲;饮食不节,嗜食厚味,痰浊内生;气机失调,气滞而血运不扬,或气虚难动无力,日久血瘀。总的来说均属本虚标实,本虚指气血阴阳亏虚,标实为风阳痰瘀上扰。

1. 内伤虚损

年老之后,阴气自半,气血亏虚,或大病久病之后,元气耗伤,脏腑阴阳失调。气虚则运血无力,血流不畅,而致脑脉瘀滞不通;阴血亏虚则阴不制阳,内风动越,携痰浊、瘀血上扰清窍,突发本病。

2. 饮食不节

过食肥甘厚味,酒食无度,损伤脾胃,致脾失健运,气血生化无源,气血精微衰少,脑脉失养,湿滞酿痰,痰浊停滞,郁而化热,热盛动风,气血逆乱,阻络蒙窍,则出现中风之象。

3. 情志失宜

七情所伤,肝失条达,气机郁滞,血行不畅,瘀结脑脉;暴怒伤肝,则肝阳暴张,或心火暴盛,风火相煽,血随气逆,上冲犯脑。

4. 烦劳过度

因劳倦过度,气血不足,营卫失调,风邪乘虚而入,使肌肤筋脉失濡养而见偏枯。

那么中医如何治疗中风呢?中风病急性期标实症状突出,急则治其标,治疗当以祛邪为主,常用平肝熄风、清化痰热、化痰通腑、活血通络、醒神开窍等治疗方法。闭、脱二证当分别治以祛邪开窍醒神和扶正固脱、救阴回阳。内闭外脱则醒神开窍与扶正固本兼用。在恢复期及后遗症期,多为虚实夹杂,邪实未清而正虚已现,治宜扶正祛邪,常用育阴熄风、益气活血等法。

1. 中经络

(1)风痰瘀血,痹阻脉络。症状:半身不遂,口舌歪斜,舌强言謇或不语,偏身麻木,头晕目眩,舌质暗淡,舌苔薄白或白腻,脉弦滑。治法:活血化瘀,化痰通络。方药:桃红四物汤合涤痰汤,选用当归、川芎、赤芍、生地、桃仁、红花、茯苓、人参、甘草、橘红、胆星、半夏、竹茹、枳实、石菖蒲等。

(2)肝阳暴亢,风火上扰。症状:半身不遂,偏身麻木,舌强言謇或不语,或口舌歪斜,眩晕头痛,面红目赤,口苦咽干,心烦易怒,尿赤便干,舌质红或红绛,脉弦有力。治法:平肝熄风,清热活血,补益肝肾。方药:天麻钩藤饮,选用天麻、钩藤、石决明、杜仲、牛膝、桑寄生等。

(3)痰热腑实,风痰上扰。症状:半身不遂,口舌歪斜,言语謇涩或不语,偏身麻木,腹胀便干、便秘,头晕目眩,咯痰或痰多,舌质暗红或暗淡,苔黄或黄腻,脉弦滑或偏瘫侧脉弦滑而大。治法:通腑化痰。方药:大承气汤加味,选用大黄、厚朴、枳实、芒硝等。

(4)气虚血瘀。症状:半身不遂,口舌歪斜,口角流涎,言语謇涩或不语,偏身麻木,面色㿠白,气短乏力,心悸,自汗,便溏,手足肿胀,舌质暗淡,舌苔薄白或白腻,脉沉细、细缓或细弦。治法:益气活血,扶正祛邪。方药:补阳还五汤,选用黄芪、归尾、赤芍、地龙、川芎、桃仁、红花等。

(5)肝阳上亢。症状:半身不遂,口舌歪斜,舌强言謇或不语,偏身麻木,烦躁失眠,眩晕耳鸣,手足心热,舌质红绛或暗红,少苔或无苔,脉细弦或细弦数。治法:滋养肝肾,潜阳熄风。方药:镇肝熄风汤,选用怀牛膝、生赭石、生龙骨、生牡蛎、生龟板、生杭芍、玄参、天冬、川楝子、生麦芽、茵陈、甘草等。

2. 中脏腑

(1)痰热内闭清窍(阳闭)。症状:起病急骤,神昏或昏聩,半身不遂,鼻鼾痰鸣,肢体强痉拘急,项背身热,躁扰不宁,甚则手足厥冷,频繁抽搐,偶见呕血,舌质红绛,舌苔黄腻或干腻,脉弦滑数。治法:清热化痰,醒神开窍。方药:羚角钩藤汤配合灌服或鼻饲安宫牛黄丸,选用安宫牛黄丸和羚羊角、桑叶、钩藤、菊花、生地、白芍、川贝母、竹茹、茯神、甘草等。

(2)痰湿蒙塞心神(阴闭)。症状:素体阳虚,突发神昏,半身不遂,肢体松懈,瘫软不温,甚则四肢逆冷,面白唇暗,痰涎壅盛,舌质暗淡,舌苔白腻,脉沉滑或沉缓。治法:温阳化痰,醒神开窍。方药:涤痰汤配合灌服或鼻饲苏合香丸。选用苏合香丸和半夏、陈皮、茯苓、胆南星、竹茹、石菖蒲、人参等。

(3)元气败脱,神明散乱(脱证)。症状:突然神昏或昏聩,肢体瘫软,手撒肢冷汗多,重则周身湿冷,二便失禁,舌痿,舌质紫暗,苔白腻,脉沉缓、沉微。治法:益气回阳固脱。方药:参附汤。选用人参和附子。

【中医保健措施】

一、未病先防

（一）一般预防

1. 舒畅情志

大量研究证明，精神心理状态对人们的健康和寿命有一定的影响。有人发现，性情急躁、好发脾气和心情抑郁时人容易患高血压病、脑卒中和冠心病。老年高血压病患者肝阳多亢，性情易于冲动，急躁多怒，最易引起大脑皮质和自主神经功能的紊乱，全身小血管收缩，致使血压急剧升高，眩晕昏仆，乃至中风。即《素问·生气通天论》中所云："大怒则形气绝，而血菀于上，使人薄厥。"故老年人，尤其高血压病患者处事要冷静，不紧张、不急躁、不忧愁、不疑虑，家人、邻里、同事之间应和睦相处，经常保持心情舒畅，情绪稳定、乐观，达到"情畅神怡"，既保平安，又可以延缓脑细胞衰老，增强大脑的功能，延年益寿。正如《养寿丛书》中所说："戒暴怒以养其性，少思虑以养其神，省语言以养其气，绝私念以养其心。"

2. 起居有常

中医学非常强调"起居有常"，以顺应自然界春生、夏长、秋收、冬藏的规律，要养成科学的起居习惯，尽量遵守。居室应做到环境安静、幽雅，空气新鲜，尽量避开嘈杂、污浊之处。工作或劳动中间要适当休息。"少寐乃老年人之大患"，特别对老年高血压病患者，不仅要按时就寝，还要保证睡眠充足，一般要求每日睡眠不少于7小时。尽可能少用或不用安眠药，温水泡脚有助睡眠。晚间不宜过于兴奋或饮浓茶、浓咖啡。

冬春季节，气候寒冷，风邪肆虐，容易诱发中风先兆。应该"虚邪贼风，避之有时"。预防感冒，做好御寒准备，注意天气变化，适时增减衣被。

炎炎夏日，谨防空调诱发中风。空调在给人们带来清凉之时也带来了忧患，夏天空调使用不当导致脑卒中患者逐渐增加。空调房室内外温差很大，人们在进出

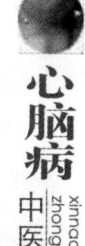

空调房时往往一冷一热或一热一冷,血压容易波动,极易导致脑卒中。长时间的冷风吹拂则更使血管收缩,如脑血管以外的部位有血栓,就有可能脱落,随血液流到脑部引起栓塞症状。应调节合理的空调房温度,空调房内外温差应控制在5～10℃,室内温度应在25～27℃,舒适而不影响健康。在空调房里感到寒意时,可活动四肢,以加速血液循环。离开空调房时,宜事先活动一下身体,再喝点水,慢慢离开外出。

3. 劳逸适度

"生命在于运动"已成为人类健康长寿的名言。适当的劳作、运动是有益的,因为机体运动时可使周围血管扩张,改善血液循环,增强心肾功能,促进钠的排出,并能增强体质,减轻体重,降低血脂,减少心脑血管的并发症。持之以恒的体育锻炼和适量劳动可以增强大脑皮质的活动强度,增强老年人对外界环境刺激反应的敏感性和调节功能,使老年人精力充沛和记忆敏锐。

我国古代医学家孙思邈指出:"人欲劳于形,但不当使极耳,动摇则谷气得消,血脉流通,病不能生。"然劳动强度过大,形神失养,阴血暗耗,"水不涵木,肝风内动",则血压升高。若房事不节,纵欲伤精,水亏于下,火旺于上;或休息睡眠不足,烦劳辗转,以致阴阳失调,气血逆乱,亦致血压升高,甚则发为卒中。《素问·生气通天论》中曰:"阳气者,烦劳则张。"再者行动要稳,严防跌仆昏倒,卧而起床要缓,大小便保持通畅,避免久蹲努责,以免气血逆乱,脑部突然血液失度而发生意外。

增加规律、适度的体育运动是健康生活方式的一个重要组成部分。成年人每周至少进行3次适度的体育锻炼活动,平均每天活动的时间不少于30分钟(如快走、慢跑或其他有氧代谢运动等)。

老年人进行运动应注意以下几点:

(1)要循序渐进,量力而行,切忌操之过急,以免适得其反。

(2)掌握好运动量。运动量不要过大,以锻炼后心情舒畅、精神愉快为宜,虽为轻度疲劳,但不应出现气喘或胸闷、心慌的感觉。另外要测试脉搏和血压,若锻炼后头昏心慌、食欲下降、失眠等,说明运动量过大,应立即调整锻炼次数和强度。

(3)选择适宜的锻炼项目,如散步、慢跑、体操、气功、太极拳、太极剑、八段锦、五禽戏等。锻炼时动作要柔和、平稳,不可剧烈晃动,头部转动次数不可过多、幅度不可过大。以下介绍几种适合老年人进行的健身项目。

①健身跑。开始练习时可以采用快步走和慢跑交替进行,一般是慢跑30秒钟,快走60秒钟,利用走步时间减轻心脏负担,2周后即可练习健身跑。老年人参加健身跑的速度不要太快,要根据自己的具体情况而定,可以每天或隔天跑一次,每次以15~30分钟为宜。跑时要全身放松,轻微呼吸,以跑后感到全身舒适为宜。健身跑比坐着时吸入的氧气多8~12倍,能增加对脑部和全身的供应,并可改善体内脂质代谢,是预防冠心病、高血压病和动脉粥样硬化的良方。

②按摩。a.头面按摩:两手轻作遮面状,从额面向下拂面,如同抹洗面状。每天进行1~2回,每回20~30次,有醒脑、降压、醒目的作用。另可双手指微屈,伸向头发内,指尖接触头皮,从前额至后枕部如同梳头状。每日进行1~2回,每回10~15次,亦有醒目、降压的作用。b.四肢按摩:最常用的是揉腓肠肌和搓脚心两种。前者是用双手掌夹紧一侧小腿的腓肠肌,旋转揉动,每侧20~30次;然后搓脚心,每侧3~5分钟,具有舒通气血、加强血循环、改善肌力、强壮身体的作用。

③太极拳。二十四式简化太极拳包括起势、左右野马分鬃、白鹤亮翅、左右搂膝拗步……收式等24式。其特点是动作柔和、平稳、舒展、缓慢连贯、圆活自然、动静结合,简便易学。太极拳不仅对骨骼、关节、肌肉有良好的锻炼作用,而且对呼吸、消化、神经系统均有促进和保护作用。研究表明,经常打太极拳可以预防高血压,延缓动脉硬化和骨质的变性。

④吐纳功。端坐凳的边缘,手心向上,平放膝上。a.鼻腔喷气法:先吐气,用喷气协助呼气。呼出快而量大,呼尽为止。此时小腹肌肉要缓慢凹陷,自然形成提肛、提睾、提膀胱。b.山根纳气法:山根在眉中间。眉毛轻轻上提,匀、长、深地吸气,用意送气入小腹,胸部不动,小腹慢慢向外扩张。通过吐纳,可达到调和气血、祛病健身之功效,并对预防和治疗高血压病有良好效果。

⑤晨起活动颈肩。每天早晨起床后,先做5分钟左右的耸肩运动,每天2~3次,每次做3~5分钟柔和的颈部运动,这样能增强头部血管的抗压力,减少胆固醇沉积于颈动脉的机会,有利于预防中风。

⑥梳头10分钟预防中风。抗衰老,先治脑。脑是人体的司令部,保护好大脑对人体的健康意义重大。中风是老年人的常见病,对付它的最好办法就是加强预防,坚持梳头就是一种最简单易行的好办法。一般来说,用梳头达到保健的作用,最好每次梳理的时间在10分钟左右,早晚各进行一次效果最为理想。

梳具最好选用玉质、牛角质或木质的,而不用塑料制品。玉梳和多功能牛角梳最为理想,因为它含有丰富的矿物质和微量元素,对人体的健康大有裨益。

⑦多用左手。多用左手会使右大脑半球血管神经的弹性与功能不断得到锻炼和加强。

4. 饮食有节

饮食有寒、热、温、凉之性,酸、苦、甘、辛、咸之味。若饮食不当,偏食恣饮,则变益为害。尤其是过食肥甘厚味,恣饮琼浆,易损伤脾胃,聚湿生痰。痰阻气血瘀滞,代谢缓慢,脂质壅积,易于肥胖,诱发高血压和加重动脉硬化,甚至导致脑血栓、脑血管破裂。因此老年人应少食高脂肪食物(如肥肉、动物油脂和油炸食品等)、高胆固醇食物(如蛋黄等)及含糖量较高的甜食,摄盐量也应适量控制。

提倡低盐、高钾饮食。高血压病患者在饮食上要多摄入钾元素,可预防中风。马铃薯、豆制品、橘子中含有丰富的钾元素。建议高血压病患者,每天喝1杯橘子汁,吃1个马铃薯、1~2只香蕉,这样体内就有了足够的钾元素,可以排出体内过多的钠元素,有利于降低血压和预防中风。

提倡多吃蔬菜和水果,适量进食谷类、牛奶、豆类和肉类等,使能量的摄入和消耗达到平衡。限制红肉的摄入量,减少饱和脂肪(<10%/天总热量)和胆固醇(<300毫克/天)的摄入量。

适当饮茶。茶为我国民间日常饮品,味甘苦、性微寒,有消食下气、泻热醒神、明目益思、除烦去腻、祛暑止渴、利尿解毒等功效。长期坚持饮茶,有助于健康。现代医学认为茶对神经系统的确有较好的影响。茶叶的主要成分咖啡碱、茶碱具有兴奋中枢神经系统、改善血液循环、促进新陈代谢的功能。茶叶所富含的维生素、氨基酸、叶绿素和矿物质对维持神经系统的生理功能亦有重要作用。茶叶中某些成分还有降低血液胆固醇含量,防止红细胞和血小板聚集,降低血液黏滞度的作用。长期饮茶也可延缓动脉粥样硬化的进展。

5. 戒除烟酒

烟草温燥有毒。长期吸烟,易于生痰动火,对呼吸系统、消化系统、心血管系统、神经系统都不利。特别是烟草中所含主要成分尼古丁(烟碱)对人体极为有害,易使去甲肾上腺素分泌增加,引起血管痉挛,血压升高。酒含一定浓度的酒精,若长期大量饮用,恣饮烈酒,会导致酒精中毒,亦易引起脑出血,还会促进内源性(肝脏)胆固醇合成,从而使胆固醇和三酰甘油(甘油三脂)浓度升高,导致动脉硬化和高血压病。所以老年人必须谨戒烟酒。

(1)戒烟咨询:包括自我教育(阅读有关宣传资料)及个别和集体心理咨询。但最为有效的方法是保健人员与吸烟者之间一对一的,或由多个保健人员组成的集体咨询。一般而言,咨询次数越多,时间越长,成功率越高,一般4～7次最为有效。

(2)药物戒烟:目前主要采用尼古丁替代治疗。给药途径包括经口(口香糖式)、经皮(粘贴)及经鼻(气雾)三种。推荐药物治疗与行为咨询相结合。

(二)综合性干预

中风发病看似突然,却是由各种病理因素不断累积形成的。如采取针对性有效措施,就能预防中风的发生。

1. 危险因素预测

中风危险因素包括:①高血压病;②动脉硬化;③心脏病;④高血压家族遗传史;⑤心房纤维性颤动或有其他的心脏疾病;⑥肥胖;⑦糖尿病;⑧高脂血症;⑨血黏度升高;⑩吸烟;⑪大量饮酒;⑫年龄超过60岁;⑬牙龈经常出血、肿痛,牙龈萎缩,牙齿松动、脱落;⑭缺血性眼病史;⑮突发性耳聋;⑯直系亲属中有过卒中或心脏病史(父亲、母亲、兄弟姐妹、儿女);⑰呼吸睡眠暂停。中风预测的内容主要包括血压、血液流变学、血糖、血脂等检测以及医生和患者提供的一些临床资料如短暂性脑缺血发作史等。

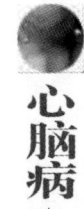

2. 预防用药

(1)阿司匹林:在医生指导下,长期小剂量服用,可使有血液流变学异常或短暂性脑缺血发作史的老年人中风发生率降低。

(2)灵芝:具有对抗自由基形成的脑保护功能,且预防作用比治疗作用好。让有中风发病高危因素者预防性服用,可使中风发病率降低,且即使发病其病情亦较轻。

3. 手术预防

(1)颈动脉狭窄患者出现短暂性脑缺血发作,此时动脉管腔狭窄程度多超过50%,可选择实施颈动脉内膜切除术,以降低发生中风的危险。

(2)蛛网膜下隙出血患者为防止再发,有条件应进行脑血管影像学检查,如证实为颅内动脉瘤,多采用直接夹闭术,少数夹闭困难者可行动脉瘤栓塞术。如证实为脑血管畸形,可针对病变部位和大小,分别采用血管团切除、栓塞术或伽马刀治疗。

4. 多因素干预

积极控制高血压病、心脏病和糖尿病等危险因素,尤其要对高血压进行有效的控制。

(1)了解自己的血压。有高血压病史的人应该经常测量血压,以便了解自己的血压变化、服药的效果以及是否需要调整药物或剂量等。无高血压病史的中年人和小于35岁但有高血压家族史者,也应该半年至1年测量血压一次。一旦确诊为高血压后,即应开始非药物生活调理或药物治疗,并持之以恒。

(2)控制体重。超重者和肥胖者应通过采用健康的生活方式、增加体力活动等措施减轻体重,降低卒中发病的危险。体重指数(BMI)目标在18.5~24.0千克/米^2。腰围男性<90厘米、女性<80厘米。BMI计算方法:体重(千克)/身高(米)^2。

(3)膳食限盐,建议每人每日减至6克以下,逐渐减至5克。

(4)积极治疗心脏病、糖尿病,降低血脂。

(5)定期体检。40岁以上的人定期体检是非常必要的保健措施。一般以每年检查一次为宜。可了解自己的心脏功能有无异常,特别是有无房颤或缺血性改变。同时也应检测血糖(包括餐后血糖或糖耐量检测)和血脂水平,发现异常后即应积极治疗。

(6)改变不健康的生活方式。不健康的生活方式包括体力活动过少、休息时间不规律、膳食营养成分摄入不合理、吸烟和大量饮酒等。要教育人们注意采用健康的生活方式,多参加一些体育锻炼,注意劳逸结合。多吃一些含纤维素较高的食物,如蔬菜、水果、谷、薯、豆类食物等,少吃盐和高脂饮食。吸烟肯定对健康有害,更容易引起脑血管病,应下决心彻底戒除,否则不但害己,而且影响他人的健康。饮酒要适度,不能过量。

(三)中风先兆的预防

凡40岁以上的人,因阳气渐衰,应注意预防中风,一般可用草决明、桑叶、苦丁茶、生山楂、菊花各3克,煎水代茶饮,每日1剂。若肥胖、项短粗体质的人,一般可用半夏、制南星各5克,番泻叶2～3克,茯苓6克,决明子3克,水煎服,每日1剂,有化痰、祛湿、降脂减肥、预防中风的作用。

出现中风先兆者,更要积极预防中风。

(1)有时突然感到半身麻木、无力、口角流涎,片刻又恢复正常,这是因为经络气血流行失畅,肢体、九窍失养,血脉涩滞所致。可用红花、桃仁各6～9克,丹参15～20克,川芎3克,桑枝30克,半夏、天南星、防风各9克,当归、炙穿山甲各6克,水煎服。配合针刺曲池、合谷、风池、足三里、风市、三阴交、昆仑等穴。

(2)近来与人交谈或做演讲时,常发生短时间内讲不出话来,或听不懂别人讲话的情况,往往是痰浊阻滞,舌体失灵,痰浊蒙心,清窍不利;或肾虚不能上泽,虚风内动所致。可用橘红12克,茯苓15克,胆南星、怀牛膝、半夏、炒枳实、石菖蒲、远志、红花各10克,全蝎、羌活各6克,水煎服。如有肾虚者可兼服杞菊地黄丸。针刺可选百会、间使、曲池、合谷、天突、风池、足三里、阳陵泉、丰隆、复溜等穴。

(3)容易出现一过性视物不清或失明现象。乃肝肾不足,精血不能上荣于目,虚风夹痰浊上扰,下虚上实所致。可用钩藤20～30克,生荆芥穗、羌活各6克,红花、沙苑子、蒺藜、青葙子、决明子各10克,水煎送服杞菊地黄丸,每日2次,每次1丸,妇女可去红花,加香附10克,送服归芍地黄丸。针刺可选风池、大椎、丝竹空、光明、神庭等穴,也可配用肾俞、昆仑、三阴交等穴,或灸第1椎至第5椎。

(4)时常突然感到头晕,视物旋转,站立不稳,多为肾虚肝旺,肝风上扰,兼之髓海不足所致。可用生地黄、熟地黄、山茱萸、茯苓、防风、牡丹皮各10克,山药

15克,泽泻15～25克,天麻6～10克,生石决明(先煎)、钩藤各20～30克,羚羊角粉2克(分2次冲服),水煎服,每日1剂。头晕甚者,可加全蝎6～9克,蜈蚣3条,泽泻、钩藤、天麻都适当增量。针刺可选用丝竹空、通里、大敦、申脉等穴;也可灸百会、曲池、关元、气海、足三里等穴。

(5)平日作息正常的人,突然变得嗜睡,多因中焦脾虚,不能运化水湿,湿聚生痰,痰浊上犯,蒙蔽清窍所致。可用茯苓、猪苓各15克,泽泻30克,防风、陈皮、苍术、半夏、红花、罗勒、石菖蒲、远志各10克,生荆芥穗、羌活各6克,水煎服。甚者可兼服苏合香丸,每次1丸,每日2次。针刺可选用二间、三间、厉兑、脾俞、足三里、丰隆等穴。

(6)在性格、行为、智能等方面,突然反常,变得孤僻、寡言、萎靡、抑郁、焦虑或轻浮,易发狂怒,智力减退,缺乏正常的判断力和理解力,多是肾不养肝、肝阳亢盛、肝火燎心;或心肾不交,神不守舍所致。可用生地黄15～18克,生石决明(先煎)30克,桑寄生、珍珠母(先煎)、生赭石(先煎)各20～30克,远志12克,石菖蒲、郁金、防风各10克,丹参15～20克,茯苓、续断各15克,生明矾3克,水煎服。针刺可选用人中、间使、神门、曲池、少海、肝俞、肾俞、风池、太冲等穴。

(7)突然出现难以忍受的头痛,或原有头痛病变得剧烈,间断性头痛变为持续性头痛,或伴有恶心、呕吐。如头痛以头顶和后头痛为主,多是肝肾不足,督脉失养,虚阳上越所致;如为偏头痛或两侧头痛,多是肝阳上亢,风火上冲所致;如兼眩晕、头重,多为风痰上扰。常用自拟镇肝防风汤。处方:生石决明、生赭石、生龙骨、生牡蛎(均先煎)、钩藤、桑寄生、泽泻各30克,玳瑁(先煎)、蔓荆子各10克,牛膝20克,防风、焦槟榔各10～15克,夏枯草、鸡血藤各15克,丹参20～30克,生白芍12～15克,生地黄15～18克。水煎服。肝阳亢盛、头晕眼花者可加羚角粉2～3克,分2次随汤药服。针刺可选百会、人迎、风池、脑空、头维、率谷、合谷、太冲、足三里、丰隆、昆仑等穴;虚证头痛还可补气海、关元、足三里;灸百会、大椎。

二、既病防变

(一)中经络

1. 肝阳暴亢,风火上扰证

症状:半身不遂,口舌歪斜,舌强语謇或不语,偏身麻木,眩晕头痛,面红耳赤,口苦咽干,心烦易怒,尿赤便干,舌质红或红绛,舌苔薄黄,脉弦有力。治法:平肝熄风。方药:天麻钩藤饮(天麻、钩藤、生石决明、川牛膝、黄芩、山栀、夏枯草)。伴头晕、头痛者,加桑叶、菊花;心烦易怒者,加丹皮、白芍;便干、便秘者,加生大黄。

2. 风痰瘀血,痹阻脉络证

症状:半身不遂,口舌歪斜,舌强言謇或不语,偏身麻木,头晕目眩,舌质暗淡,舌苔薄白或白腻,脉弦滑。治法:熄风涤痰,和营通痹。方药:化痰通络汤(半夏、茯苓、白术、胆南星、天竺黄、天麻、香附、丹参、大黄)。瘀血重者,加桃仁、红花;烦躁,苔黄腻者,加黄芩、山栀;头晕、头痛者,加菊花、夏枯草。

3. 痰热腑实,风痰上扰证

症状:半身不遂,口舌歪斜,舌强言謇或不语,偏身麻木,腹胀便干便秘,头晕目眩,咯痰或痰多,舌质暗红或暗淡,苔黄或黄腻,脉弦滑或偏瘫侧弦滑而大。治法:化痰通腑。方药:星楼承气汤(生大黄、芒硝、栝楼、胆星)。可加丹参活血通络;热象明显者,加黄芩、山栀;体弱津亏者,加生地、麦冬。

4. 气虚血瘀证

症状:半身不遂,口舌歪斜,言语謇涩或不语,偏身麻木,面色䳝白,气短乏力,口流涎,自汗出,心悸便溏,手足肿胀,舌质暗淡,舌苔薄白或白腻,脉沉细、细缓或细弦。治法:补气活血,祛瘀通络。方药:补阳还五汤(黄芪、当归、赤芍、川芎、桃仁、红花、地龙)。气虚明显者,加党参、太子参;言语不利者,加远志、石菖蒲;肢体麻木者,加木瓜、伸筋草。

5. 阴虚风动证

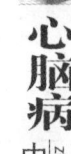

症状:半身不遂,口舌歪斜,舌强言謇或不语,偏身麻木,烦躁失眠,眩晕耳鸣,

手足心热,舌质红绛或暗红,少苔或无苔,脉细弦或细弦数。治法:滋养肝肾,潜阳熄风。方药:镇肝熄风汤(龙骨、牡蛎、代赭石、龟板、白芍、人参、天冬、牛膝、川楝子、茵陈、麦芽)。夹有痰热者,加天竺黄、竹沥;心烦失眠者,加黄芩、山栀;头痛重者,加生石决明、夏枯草。

(二)中脏腑

1. 风火上扰清窍证

症状:平素多有眩晕、麻木之症,情志相激病势突变,神志恍惚、迷蒙。半身不遂而肢体拘急,便干便秘,舌质红绛,舌苔黄腻而干,脉弦滑大数。治法:涤肝熄风,清热开窍。方药:羚角钩藤汤(羚羊角、珍珠母、竹茹、天竺黄、石菖蒲、远志、夏枯草、丹皮)配合灌服或鼻饲安宫牛黄丸。痰多者,加竹沥、胆星;热甚者,加黄芩、山栀;神昏者,加郁金。

2. 痰湿蒙塞心神证

症状:素体多是阳虚湿痰内蕴,病发神昏,半身不遂而肢体松懈、瘫软不温,甚则四肢逆冷,面白唇暗,痰涎壅盛,舌质暗淡,舌苔白腻,脉沉滑或沉缓。治法:温阳化痰,醒神开窍。方药:涤痰汤(半夏、陈皮、茯苓、胆星、竹茹、石菖蒲)配合灌服或鼻饲苏合香丸。寒象明显者,加桂枝;兼有风象者,加天麻、钩藤。

3. 痰热内闭心窍证

症状:起病骤急,神昏,昏聩,鼻鼾痰鸣,半身不遂而肢体拘急,项强身热,躁扰不宁,甚则手足厥冷,频繁抽搐,偶见呕血,舌质红绛,舌苔黄干腻,脉弦滑数。治法:平肝化痰,清心开窍。方药:涤热醒神汤(半夏、胆星、橘红、黄芩、菖蒲、郁金、生地、天冬、玄参、三七、水蛭、全蝎、蜈蚣、大黄、芒硝)配合灌服或鼻饲安宫牛黄丸。

4. 元气欲脱证

症状:突然神昏,昏聩,肢体瘫软,手撒肢冷汗多,重则周身湿冷,二便自遗,舌痿,舌质紫暗,苔白腻,脉沉缓、沉微。治法:益气固脱,养阴敛汗。方药:参附汤合生脉散(人参、附子、麦冬、五味子)。汗出不止者,加牡蛎、山萸肉;兼有瘀象者,加丹参。

【病后保健】

一、情志调理

中风患者由于对疾病的担心,对医疗护理环境不适应等原因,往往悲观失望、忧郁寡欢、顾虑重重,以致情绪消沉,易激动,从而烦恼、焦虑与恐惧。《灵枢·素问》中指出:"悲哀愁忧则心动,心动则五脏六腑皆摇。"因此,要按照《灵枢·师传》中所说"告之以其败,语之以其善,导之以其所便,开之以其所苦",采取适当措施,促进良好的情绪,调动患者与疾病作斗争的主观能动性。医生应态度亲切,关心体贴,言语温和,深入了解患者的思想、爱好、生活习惯、经济状况等,有针对性地进行耐心、细致的解释,以消除其顾虑,并倾听其意见,尽量满足其需要。在护理过程中,还要发动其家属共同努力,经常讲些使患者高兴的言语,使其思想逐渐集中于有趣的事物,树立战胜疾病的信心。要使长期卧床的患者生活多样化,有计划地安排一些活动,如听音乐、看电视、读书报、谈心、锻炼肢体,以分散患者的注意力,让患者充分感受生活的乐趣、世间的温暖及生命的可贵。

二、饮食调理

老年中风患者饮食宜清淡、易咀嚼,数量、软硬、冷热适宜,不可暴饮暴食。宜少吃多餐,细嚼慢咽。对嘴角歪斜的患者,喂饭时要从健侧往口中慢慢送入。应限制摄入动物脂肪或含胆固醇较多的食物,最好食用植物油。饮食中应有适当的动物蛋白质(如蛋清、瘦猪肉、鱼肉、鸡肉、牛肉等)和植物蛋白质(如黄豆、豆芽、豆制品等)。多吃新鲜蔬菜及水果。宜根据患者的体质、病情,选用不同属性的食物,以达到"虚则补之""实则泻之""寒则热之""热则寒之"的目的。食物的一般属性如下:

(1)清补,如鳖、龟、白木耳、豆腐、百合、莲藕、蜂蜜等。
(2)温补,如羊肉、鸡、鸽、鲫鱼、龙眼肉、饴糖、板栗等。
(3)平补,如牛奶、鸡蛋、牛肉、鲤鱼、大米、小米、淮山药等。

(4)辛散,如葱、大蒜、生姜、花椒、薄荷等。

(5)清解,如苦瓜、冬瓜、黄瓜、西瓜、丝瓜、荸荠等。

☆中风食疗方:

(1)三味粟米粥:取荆芥穗、薄荷叶各50克,豆豉150克,水煎取汁,去渣后入粟米(色白者佳)150克,酌加清水共煨粥。每日1次,空腹服。适用于中风后言语謇涩、精神昏聩者。

(2)羊脂葱白粥:取葱白、姜汁、花椒、豆豉、粳米各10克,羊脂油适量,加水共煨粥。每日1次,连服10日。用于预防偏瘫。

(3)五汁童便饮:取姜汁、藕汁、梨汁、萝卜汁、白糖水、童便各等量,入瓶混匀,用炭火煎煮片刻即成。每日1次,空腹服12毫升,温开水送下。适用于中风之筋骨软弱、气血不足者。

(4)大枣粳米粥:以黄芪、生姜各15克,桂枝、白芍各10克,加水浓煎取汁,去渣。取粳米100克,红枣4枚加水煨粥。粥成后倒入药汁,调匀即可。每日1次。可益气通脉、温经和血,用治中风后遗症。

(5)豆淋酒:取小黑豆适量炒焦,冲入热黄酒50毫升。趁热服。服后温覆取微汗。用治中风后遗症以及产后中风、四肢麻木等。

(6)蚯蚓散:取活蚯蚓60克置新瓦上,文火焙干研末后装入胶囊。日服2次,每服2粒。适用于脑血栓形成、脑梗死、偏瘫者。

(7)羊肚山药汤:取羊肚1具,去筋膜后洗净切片,加水煮烂后下入鲜山药200克,煮至汤汁浓稠,代粥服。适用于中风后体质虚弱者。

(8)乌鸡汤:取乌骨母鸡1只,去毛及肠杂,洗净切块后加入清水、黄酒等量,文火煨炖至骨酥肉烂时即成。食肉饮汤,数日食毕。适用于中风后言语謇涩、行走不便者。高血压病患者需同时服用降压药,密切观察血压变化。

(9)黑豆汤:取大粒黑豆500克,加水入砂锅中煮至汤汁浓稠即成。每日3次,每服15毫升,含服、缓咽。适用于言语謇涩者。

(10)蓖麻油饮:取蓖麻油500毫升,加入黄酒100毫升,混匀后静置1日。每日1次。用沸水烫温后慢慢饮服,每服15毫升。用治偏瘫。

(11)四味粳米粥:取天麻9克(以布包好),枸杞子15克,红枣7枚,人参3克,加水烧沸后用文火煎煮约20分钟。去天麻、枣核,下入粳米50～100克共煨粥。每日2次。用治中风后偏瘫伴高血压者。

(12)蒸羊头:取白羊头1具,入屉蒸熟后取肉切片,拌以调料即可取食。空腹分次食用。适用于中风头晕、手足无力、身体瘦弱者。

(13)大豆独活酒:取独活60克,白酒1000毫升,煎取酒汁500毫升。另将大豆30克爆炒,趁热急投酒中。120分钟后去渣即成。饭前温服20毫升。用治中风后舌强不语。

(14)栗子桂圆粥:栗子10个(去壳用肉),桂圆肉15克,粳米50克,白糖少许。先将栗子切成碎块,与米同煮成粥,将熟时放桂圆肉,食用时加白糖少许。可做早餐,或不拘时食用。功效为补肾,强筋,通脉。可辅助治疗中风后遗症。

(15)枸杞羊肾粥:枸杞子30克,羊肾1个,羊肉50克,粳米50克,葱、五香粉适量。将羊肾、羊肉片与枸杞子并入作料先煮20分钟,下米熬成粥即可。晨起做早餐食用。功效为益气,补虚,通脉。可辅助治疗中风后遗症。

(16)荆芥粟米粥:荆芥穗、薄荷叶各50克,豆豉、粟米各150克。先煮荆芥穗、薄荷叶、豆豉,去渣取汁备用。再将粟米加入药汁内,加适量清水,煮成粥即可。每日1次,空腹食用。功效益肾祛风。可辅助治疗中风之言语謇涩、精神昏聩、口眼歪斜等症。

(17)地龙桃花饼:干地龙30克,红花、赤芍、桃仁各20克,当归50克,黄芪100克,川芎10克,玉米粉400克,面粉100克,白糖适量。将干地龙以酒浸去腥味,烘干研粉;红花、赤芍、当归、黄芪、川芎水煎2次,取汁备用。再将玉米粉、面粉、地龙粉、白糖混匀,用药汁调,制饼20个;桃仁去皮尖,打碎,略炒,均匀放于饼上,入笼蒸熟(或烘箱烤熟)。当主食食用。功效为益气活血,化瘀通络。适用于中风后遗症、气虚血瘀、脉络瘀阻而偏枯不用、肢体痿软无力、舌质紫暗或有瘀斑、脉细而涩等症。

(18)黄芪炖蛇肉:黄芪60克,蛇肉200克,生姜3片。将蛇肉洗净,与黄芪、生姜共炖汤,加油、盐调味即可。饮汤食肉。功效益气通络。适用于气虚血瘀、脉络闭阻、口眼歪斜、口角流涎、语言不利、半身不遂、肢体麻木等症。

(19)天麻焖鸡块:母鸡1只(约重1500克),天麻15克,水发冬菇50克,鸡汤500毫升,调料适量。将天麻洗净,切薄片,放碗内,上屉蒸10分钟取出;鸡去骨,切成3厘米见方的块,用油氽一下,捞出备用。将葱、姜用油煸出香味,加入鸡汤和调料,倒入鸡块,文火焖40分钟;入天麻片,5分钟后淀粉勾芡,淋上鸡油即可。佐餐食用。功效为平肝熄风,养血安神。适用于肝阳上亢之眩晕头痛,风湿痹着之肢体麻木、酸痛,中风瘫痪等症。

(20)黑木耳6克,用水泡发,加入菜肴或蒸食。可降血脂、抗血栓和抗血小板聚集。

(21)芹菜根5个,红枣10枚,水煎后食枣饮汤,可起到降低血胆固醇的作用。

(22)吃鲜山楂或用山楂泡开水,加适量蜂蜜,冷却后当茶饮。它能扩张血管,具有降压和促进胆固醇排泄的作用。若中风并发糖尿病,不宜加蜂蜜。

(23)生食大蒜或洋葱10~15克,可降血脂,并有增强纤维蛋白活性和抗血管硬化的作用。

(24)中风患者饭后食醋5~10毫升,有软化血管的作用。

(25)香蕉花饮:香蕉花5克,水煎代茶饮。可预防中风及脑血管意外。

(26)芹菜汁:芹菜适量。将芹菜洗净去根,捣烂取汁。每日服3次,每次3汤匙,7天为1个疗程。清内热,降压安眠。主治中风、高血压,对血管硬化亦有较好疗效。

(27)小米麻子粥:冬麻子、薄荷叶、荆芥穗各50克,小米150克。将冬麻子炒熟去皮研细;砂锅内放水先煮薄荷叶、荆芥穗,而后去渣取汁,再将麻子仁、小米同放汁内,加水煮成粥即可。每日1次,空腹食用。功效为滋养肾气,润肠,清虚热。可辅助治疗中风以及大肠滞涩。

☆中医辨证食疗方

1. 痰热内结

症状:昏厥已苏,声出口开,喉有痰鸣,语言謇涩,舌强苔腻,脉沉滑无力。

治法:泄热涤痰。

食疗方:

贝母粥。贝母粉15克,粳米50克,冰糖适量。将粳米、冰糖如常法煮粥,煮至半开汤未稠时,加入贝母粉,改用文火稍煮片刻,视粥稠时停火,每日早晚温服。

冬瓜子饮。冬瓜子30克,红糖适量,捣烂,开水冲服。

萝卜汁。白萝卜捣汁饮服,每次30毫升,每日服3次。或将萝卜汁拌在粥内食用。

2. 肝火炽盛

症状:昏厥已过,声出口开,气粗息高,躁扰不宁,兼有头胀耳鸣,巅顶作痛,舌边尖红,脉弦数。

治法:清肝泻火。

食疗方:

猪胆绿豆粉。猪胆汁120克,绿豆粉80克,拌匀晾干研末,每服6克,每日2次。

菊花粥。秋季霜降前,将菊花采摘去蒂,烘干或蒸后晒干,或阴干,然后磨粉备用。先以粳米100毫升,加水如常法煮粥,待粥将成时,调入菊花末10~15克,稍煮一两沸即可。

芹菜粥。新鲜芹菜60克(切碎),粳米100克,放砂锅内,加水如常法煮粥,每日早晚温热服食。应现煮现吃,不宜久放。

刀豆茶。刀豆根30克,加红茶3克,水煎服。

3. 正气欲脱

症状:目合口开,声嘶气促,舌短面青,自汗,手足逆冷,大小便自遗,舌质淡,脉沉细弱。

治法:滋阴益气固脱。

食疗方:

独参汤。红参15克,煎服。

人参汤。人参10克,橘皮10克,苏叶15克,砂糖150克,加水30毫升。煎水代茶饮。

五味子汤。五味子10克,紫苏叶18克,人参12克,砂糖100克,加水3 000毫升,煎至1500毫升,滤去渣,饮汤。

牡蛎麦麸散。牡蛎粉、麦麸等份,每次服3克,1日2次。

4. 肾虚络阻

症状:舌短不语,足痿不行,或偏瘫,或半身不遂,舌淡红,脉细弱。

治法:益肾通络。

食疗方:

枸杞麦冬饮。枸杞子、麦冬各15克,煎水代茶饮之。

天冬粥。天冬30克,白米50克,煮粥食用。

地黄粥。取生地黄汁100毫升,先将粳米煮熟,粥成入地黄汁,搅匀食用。

枸杞归芪大枣瘦肉汤。枸杞子15克,当归10克,黄芪30克,大枣10枚,猪瘦肉100克。将以上各味共炖汤,加食盐适量调味,食肉喝汤。

三、康复治疗

(一)针刺疗法

经络是联络机体内外、运行气血的结构。人体各部分之间,通过经络联络为一个整体。针刺疗法是通过穴位的刺激达到治病的目的。

1. 体针疗法

多选用诸阳经的穴位。①中风不语:金津、玉液放血。针廉泉、内关、通里、三阴交等穴。②口眼歪斜:取地仓、颊车、四白、列缺、合谷、足三里等。③吞咽困难:针廉泉、合谷等穴。④半身不遂:上肢瘫取合谷、手三里、肩髃、巨骨等,或内关透外关,曲池透少海。下肢瘫取肾俞、环跳、殷门、伏兔、风市、足三里、承山、昆仑等,或三阴交透绝骨,阳陵泉透阴陵泉。每次选穴3~4个,每日1次。

2. 头针疗法

本疗法应于病情平稳后及时施行。

(1)头针分区:①运动区(健侧):相当于大脑皮质中央前回在头皮上的投影。上点在前后正中线(以眉间至枕骨粗隆最高点的连线)的1/2向后移0.5厘米处,下点在眉枕线和鬓角发际前缘相交处,上下两点的连线即为运动区。运动区上1/

5主治对侧下肢瘫痪,中2/5主治对侧上肢瘫痪,下2/5主治对侧中枢性面瘫、运动性失语、流涎、发音障碍。②感觉区(健侧):相当于大脑中央后回在头皮上的投影部位。在运动区后,相距1.5厘米的平行线上。其上1/5主治对侧腰腿痛、麻木、感觉异常,中2/5主治对侧上肢疼痛、麻木、感觉异常,下2/5主治对侧面部麻木、偏头痛。③血管舒缩区(健侧):在运动区前3厘米的平行线上,上1/2主治对侧下肢水肿,下1/2主治对侧上肢水肿,并主治原发性高血压。④足运感区(健侧):在感觉区上点后1厘米处旁开前后正中线1厘米,向前引3厘米长的平行线即是该区,主治对侧下肢瘫痪、皮质性夜尿、多尿。⑤言语二区(健侧):在顶骨结节后下引一条与前后正中线平行的线,从顶骨结节沿该线向后2厘米处往下引3厘米长的直线,即是该区,主治命名性失语。⑥言语三区(健侧):在耳尖上1.5厘米向后引4厘米长的水平线为该区,主治感觉性失语。

(2)方法:取穴原则为临证取穴。如出现偏瘫、偏盲、偏身感觉障碍、运动性失语、流涎、舌偏等,则取健侧运动区、感觉区上、中、下3点针刺;若只表现为上、下肢运动功能障碍及感觉障碍,伴命名性、感觉性失语时,可选用运动区、感觉区上、中点加言语二区及言语三区针刺;若只出现运动感觉功能障碍,则选用运动区、感觉区上、中点针刺。

(3)操作:患者取坐位或仰卧位,定准所要刺激区域,常规消毒,取30号1.5寸毫针,用平刺法,留针1小时,中间20分钟捻针一次(速度为200次/分),每日1次,10次为1个疗程,休息5天再针。

3. 耳针疗法

主穴:口、眼、面颊区、皮质下、肝。配穴:枕、肾上腺。操作:①速刺法:将针对准选定的穴位,快速垂直刺入耳郭,至软骨;②慢刺法:将针对准选定的穴位,缓慢捻转进针,用力应均匀。可分为补法、泻法、平补平泻法。刺入皮下2~3分,留针20~30分钟,中间可行针1~2次,疗程1~2周。

4. 舌针疗法

主治:中风舌强不语。取穴:神根、涌泉、金津、玉液及舌系带旁开0.5厘米处等。

5. 电针疗法

(1)选穴：上肢：Ⅰ组臑会、曲池，Ⅱ组极泉、内关；下肢：Ⅰ组伏兔、足三里，Ⅱ组环跳、承山。

(2)操作：隔日交替选用Ⅰ、Ⅱ组穴位。以28号2~3寸毫针，针刺得气后，上、下肢各接一对输出电极。采用G6805-2A型电针治疗仪，电压6伏特，频率10赫兹，连续波形，电流强度以患侧肢体跳动为度。留针30分钟，每日1次，10次为1个疗程。

(3)作用：加速患者神经功能和肢体功能的恢复，并预防肢体挛缩和固定。

(二)艾灸疗法

通过艾绒燃烧时的温热，刺激影响穴位，达到温通经络、调和气血的作用。

(1)温针灸：针刺后，用点燃的艾条温烤针柄，针柄传热至针尖，穴位有温热感，皮肤发红发热，以舒适为度，每次10~15分钟。

(2)艾条灸：用燃烧的艾条在穴位处上下移动至皮肤发红发热，注意不要烫伤皮肤。

(3)隔姜灸：生姜1~2片，厚2~3毫米，放于患肢或腰腹部位，用艾绒做成艾炷，放在生姜片上，点燃艾炷，当皮肤有温热感时，将姜片在附近移动，注意勿烫伤皮肤。

(三)按摩疗法

(1)推法：用手掌大、小鱼际肌，在患者四肢做向心性推，能促进静脉回流；反方向推，能促进血液循环。

(2)抓捏法：在患肢肌肉丰满处用五指抓捏肌肉。

(3)剁法：将五指并拢伸直，用手的尺侧对准患肢，用手腕的力量将两手在患肢上有节奏地剁。

(4)揉法：用手掌稍加压力在患肢上，顺时针做小圆运动，并随时移动位置。

(5)搡法：用手掌的尺侧对准患肢，稍加压力，利用手腕的力量，左右摇摆，摇摆1次，向前推进1次。

(6)摇法：一手捏住患者的关节，一手捏住患者的肢体，向各个方向摇动，力量从轻到重,逐渐增加关节的活动范围,同时反复屈伸瘫痪肢体。

(四)其他外治法

1. 水疗

即温水浸浴,对偏瘫患者非常有益。在水中,因为水的浮力,使肢体不需克服重力作用的制约,从而有更大的活动能力。温水能改善肢体的血液循环,缓解肌肉痉挛和减轻僵直,增加肢体的活动功能。

2. 草药熏蒸疗法

用中草药加适量水置于锅中,放在炉上煎煮,患肢置于药锅上方的支架上,用大浴巾围住患者的患肢及腰背部,以蒸气熏蒸,每次30~60分钟,每天1次。配方:石菖蒲、大蒜、石膏、穿山甲、海桐皮、千年健各适量。熏后用上述药水擦洗患肢,用毛巾擦干。此法对肢体瘫痪效果较好。

3. 中药热敷疗法

将患者服完的中药药渣用纱布包裹,湿热敷于肢体疼痛、瘫痪的部位,有温通经络、运行气血的功效。

4. 中药外敷法

(1)用生南星10克、白及10克、生草乌10克、僵蚕10克,共捣如泥,敷于患侧口角,外用胶布固定,治口眼歪斜。

(2)将蓖麻子仁捣成膏状,左歪贴右,右歪贴左,治口眼歪斜。

(3)取新鲜鳝鱼血、乳香适量,拌匀。涂于地仓、颊车、颧髎等穴,左歪涂右,右歪涂左,治口眼歪斜。

(五)高压氧疗法

本法指将患者置于高于一个大气压的环境中吸入氧气治疗疾病的方法。高压氧疗能改善和增强组织的供氧状态,促进神经细胞和毛细血管的增生,恢复血管弹性,保护中枢神经系统和促进水肿的消退、吸收,帮助神经末梢的修复与再生。高压氧对中风造成的脑缺氧、脑水肿有肯定的疗效。

(六)激光血管内照射疗法

氦氖激光血管内照射疗法就是用激光针通过光导纤维直接用低能量激光照射

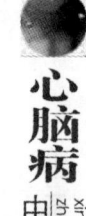

血管内循环的血液来治疗脑梗死。此法不需抽血及输血,安全可靠,设备简单。激光的生物效应可使血管扩张,增加血管的通透性,并提高红细胞变形性和膜的流动性,降低血液黏度,加速血流,改善微循环,促进神经细胞功能的修复。

(七)功能锻炼

1. 患肢的被动运动

(1)上肢被动运动:①肩部运动。一手托住患者上肢肘部,一手将患者上臂外展,复原后再向前做上举动作。动作要轻柔,活动范围以不超过 90°为宜。②前臂运动。一手托住患者的手腕,掌心向上,另一手托住肘关节,抬起前臂向上臂靠拢,做屈曲伸展动作。伸直前臂,作前臂内旋转动作。③手部运动。一手握住患者手指,另一手握住手腕之上,帮助患者手腕做屈伸运动,再做手指屈伸运动。

(2)下肢被动运动:①腿被动运动。抬起患者一条腿,膝关节保持伸直,一只手托住小腿下部,另一只手捏住足底前方,向前推足前掌部,使足尖勾起,再向后使足面绷起。②转足运动。保持以上姿势,手推足底前部,由外向内、再由内向外做旋转运动。③伸腿运动。一手托住踝部,一手握住膝部,使大腿抬起。小腿下垂,一手按膝,另一只手顺势将腿抬起,使腿伸直。④绕膝运动。一手托腘窝,另一手捏足心,由外向内、再由内向外做绕膝运动。⑤压腿运动。一手扶膝,一手扶小腿前下部,保持屈膝收腿姿势,将小腿压向大腿,大腿压向胸部。⑥转髋运动。两手同时扶膝,使双腿保持屈膝收腿姿势,然后捏住双膝,由右向左、再由左向右做关节转动,可逐渐扩大范围。

一般情况下,每天被动活动 2~4 次,每次同一动作可做 5~6 遍。开始时动作要轻,幅度不宜过大,以患肢不痛为原则。同时鼓励患者用健肢带动患肢做被动运动。

2. 患肢主动运动

瘫痪肢体功能有部分恢复时,鼓励患者在床上进行主动运动,如瘫痪肢体的屈伸和旋转运动等。提倡重复训练,强化正确规范的动作,控制肌痉挛和异常的运动模式。

3. 步行康复训练

首先要从卧、坐、立开始训练,可以分为卧位的基本动作(骨盆上举和立膝骨盆扭动、侧翻身),坐起(利用靠背架被动坐起,主动坐起),站立前准备,站立(靠墙站立,扶床站立,平衡训练),步行(平路练习,上、下台阶练习)六个阶段进行。

4. 日常生活能力训练

(1)首先要对家庭现有设备进行必要的改进,增加一些辅助用具和特殊器皿,使患者能够充分利用残存功能达到独立完成日常生活活动的目的。

(2)若瘫痪侧手的功能尚有部分残留,可以借助辅助工具有效地发挥残存功能。若偏瘫较重,无法使用工具,则必须学会用一只手来完成。这要求家属一定要十分耐心,循循善诱。

5. 失语的康复

首先,家属要热情关心患者,善于从患者手势及表情中理解其需要。一般在中风后第二周即开始抓紧训练,先可练习发音,从发高音开始,训练患者咳嗽,或用嘴吹火柴诱导发音,然后用喉部发"啊"音。在练习发音时,可由家属帮助患者对着镜子发音,先让患者随家属发单音、单声、数数,说常用字、词汇、短句等。以后让患者自己发音,自己说词汇。再训练患者复述短句、长句,由易至难,由短至长。家属要随时纠正错漏之处。还可采取反复刺激的方法促进失语症的康复。例如可用听语指图或听语指字来训练。可准备20张图片(儿童看图识字的方块图片),家属指出图的名字,叫患者从20张图中挑出来,即听语指图。听语识字是念文字,让患者听后从中挑出来。当错误率在30%以下时,可增加新内容,否则仍应反复训练。

四、中医药治疗

1. 单方验方

(1)活血化瘀方:桃仁、红花、赤芍、全蝎、川芎、三棱、莪术、当归、大黄、水蛭、地龙、蜈蚣。

(2)消栓活络方:川芎、桂枝、鸡血藤、葛根、羌活、当归、黄芪、地龙、三棱、乌梢蛇、甘草。

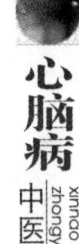

(3)中风后遗症汤:生黄芪、川断、木瓜、肉苁蓉、当归、丹参、红花、全蝎、乌梢蛇、蜂房、菊花、龙胆草。

(4)口眼歪斜汤:羌活、细辛、苏叶、当归、红花、鸡血藤、白附子、僵蚕、全蝎、蜈蚣、蝉衣。

(5)天麻治疗中风后遗症方。配方:天麻10克,全蝎3克。配制方法:共研为细末,和匀。食用方法:每服2克,热酒送下。每天1~2次。30天为1个疗程,可连服2个疗程。

2. 中成药

(1)活络丸。主要成分:蕲蛇、乌蛇、川芎、赤芍、乳香、没药、沉香、羌活、防风、僵蚕、全蝎、大黄、麝香、血竭等。功效:补气养血,祛风止痛,祛湿豁痰,行筋活络。适应证:气血亏虚,肝肾不足,风痰阻络引起的半身不遂,口眼歪斜,筋脉拘急等症。用法:口服,每日2次,每次1丸。现代研究:据现代药理研究表明,本品能降低血压,增加脑血流量,对实验性脑血栓形成有抑制作用。

(2)醒脑再造丸。主要成分:黄芪、三七、红花、人参、石菖蒲、珍珠母、天麻、全蝎、僵蚕、枸杞子、槐花等。功效:益气活血,化瘀醒脑,祛风通络。适应证:中风后遗症属于气虚血瘀者。用法:口服,每日2次,每次1丸。现代研究:本品能改善大脑供血,对缺血性中风有较好疗效。

(3)华佗再造丸。主要成分:当归、川芎、红花、天南星、马钱子、冰片等。功效:凉血化瘀,化痰通络,行气止痛。适应证:中风后遗症属瘀血或痰湿阻络证,见半身不遂、口眼歪斜、言语不清等症者。用法:口服,每日2~3次,每次8克,连服10天,停药1天,30天为1个疗程,可连服2~3个疗程。现代研究:本品对缺血性和出血性中风后遗症疗效明显。

(4)天麻杜仲胶囊。主要成分:天麻、杜仲。功效:散风活络,舒筋止痛。适应证:中风后遗症属肝肾不足为主,症见头痛头晕,腰腿酸痛,肢体麻木,半身不遂。用法:口服,每日2次,每次2~3粒。

五、积极预防脑卒中各种并发症的发生

（一）预防肺部感染

(1)每日开窗通风 2 次，每次 15～20 分钟，并调节室温在 20～22℃，湿度为 50%～60%。

(2)进食后保持半卧位 30～60 分钟再恢复体位。每餐进食量在 300～400 毫升；速度不宜过快，时间控制在 20～30 分钟；温度 40℃左右，以免冷、热刺激而致胃痉挛造成呕吐；当患者进食后，为其清洗口腔。清洗口腔时特别要注意对口腔内瘫痪侧颊黏膜的清洁，以免食物残渣存留发生口腔感染。如口腔内细菌被吸入呼吸道，则会造成患者支气管或肺部感染。有假牙的患者睡前一定要取下，清洗干净后放在盛有凉开水的容器内。

(3)保证患者充足的摄水量，一般 2 000 毫升/天，以降低分泌物的黏稠度。

(4)保持呼吸道通畅，鼓励清醒患者充分深呼吸，以伸展肺的不活动部分，使其能最好地预防呼吸道感染。对于有意识障碍、长期卧床患者，要多侧卧，每 2 小时翻身、叩背 1 次，叩背同时鼓励患者咳嗽。叩背就是空握拳心，拍打患者背部，从肺底处逐渐向上，使小气管受到震动，淤积的痰液脱离管壁，汇集到大气管，便于气道蓄积的分泌物排出。

（二）预防压疮

1. 评估患者的皮肤情况

采用诺顿评分，护士按照评分标准中的五项内容分别打分相加，总分小于 14 分可认为患者是发生压疮的高危人群。

2. 压疮的好发部位

多在受压和缺乏脂肪组织保护、无肌肉包裹或肌层较薄的骨隆突处，如枕骨粗隆、耳郭、肩胛部、肘部、脊椎体隆突处、髋部、骶尾部、膝关节内外侧、内外踝、足跟部等处。

3. 压疮预防措施

(1)要求做到"七勤"：勤翻身、勤擦洗、勤按摩、勤换洗、勤整理、勤检查、勤

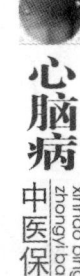

交代。

（2）定时变换体位，1～2小时翻身一次。用温热毛巾擦洗及按摩骨骼隆起受压处，皮肤干燥且有脱屑者，可涂少量润滑剂，以免干裂出血。

（3）患者如有大、小便失禁，呕吐及出汗等情况，应及时擦洗干净，保持干燥，及时更换衣服、床单、褥子应柔软、干燥、平整。

（4）骨骼隆突易受压处，放置海绵垫或棉圈、软枕、气圈等，必要时放置预防压疮的气垫以防受压。

（5）水肿、肥胖者不宜用气圈，以软垫更好，或软枕置于腿下，并抬高肢体，变换体位。

（6）变换体位或取放便器时，动作要轻巧，防止损伤皮肤。

（7）对于已经发生压疮的患者，应根据医嘱给予相应的处理，如理疗或药物治疗。

（三）预防泌尿系统感染

对排尿困难患者应尽可能避免导尿，可用诱导和按摩膀胱区的方法以协助患者排尿。有些患者是由于限制他们的活动、处于某些相应的位置而妨碍排尿；也可能是由于失语导致与外界交流困难，患者排尿时不能表达所致。护理者应细心观察，主动询问，定时给患者便器，在可能的情况下尽量取合适姿势以解除排尿困难。

对于尿失禁患者及时更换尿湿的衣裤、床单、被褥，每天清洗会阴部，保持清洁舒适。对于尿潴留患者鼓励自己排尿，尽可能避免导尿，若需导尿应严格无菌操作，避免尿路感染。若发生泌尿系统感染的症状，如发热、畏寒、尿频、尿急、尿痛、尿少、浊尿、血尿等，应及时治疗。

六、家庭治疗原则及自我管理

（一）生活起居调理

根据老年中风患者的特点，安排一个与之相适应的舒适、安静、安全的生活环境。诸如室内空气流通，温、湿度适中，避免对流风，根据天气变化，及时增减衣被。由于老年人视力减退，对光的适应力差，要提供足够的光线照明，但要避免眩光。

夜间睡眠时,保持弱光,以防夜间起床时跌倒。对反应迟钝者,在医护人员监护下才可离床。意识不清的患者宜加床档,以防坠床。帮助患者搞好个人卫生,勤洗头、洗脚、擦澡、剪指甲。在擦澡、洗脚时水温不宜过高,以免烫伤皮肤。一般强调保持适量的活动并"起居有常"、"不妄劳作",生活有规律,保证足够的休息,做到动静结合,有利于疾病康复。对行动不便者,家属应酌情购买轮椅、拐杖、坐便器等器具。对长期卧床者,则鼓励深呼吸、咳痰、翻身,给予肢体被动活动,并使肢体保持抗痉挛体位。

(二)情绪的管理

据统计,有1/3的患者在中风后会出现抑郁症状,抑郁症状对其身体康复的影响非常不利。家人应重视对中风患者情绪的疏导,尤其是对老年患者,告诉其要控制发怒,不要担心未来。人吃五谷杂粮都会生病,不要有挫折感,减少其低落的情绪等。

(三)压疮护理

预防压疮的第一步是减轻皮肤所承受的压力。传统而有效的方法是每2~4小时翻身一次,以避免某一部位受压时间过长。对于尾骶部、左右股骨大转子处、足跟、足踝、脊柱、肩胛骨处、后枕部等压疮好发部位应使用防护垫。目前较好的是全身用防护垫如气垫床等。第二步是避免摩擦力对皮肤的伤害,主要是避免拉拖患者,要轻轻托起,轻轻放下。第三步是避免剪切力损伤皮肤。当患者半卧位或半坐起时,垂直向下的力与水平方向的力交叉在尾骶部而产生剪切力,因此要求患者每次半卧位或半坐位时间不超过30分钟。第四步是勤擦洗、勤更换,确保皮肤清洁、干燥,防止尿便、汗液浸渍、刺激皮肤。

(四)大、小便失禁的处理

能起床的患者要按时到卫生间排清大小便,不能起床者应按时给予大小便器。日间给予适量水分,晚餐后限制液体摄入,以防夜间尿失禁。尿失禁者可使用留置导尿管,按留置尿管护理。为避免插导尿管,男性患者可用带有胶管的阴茎套接尿,女性患者可用紧贴外阴部的乳胶制品连接胶管接尿。

（五）脑卒中的家庭急救

(1)当发现患者突然发病时,切莫慌乱紧张,应保持镇静,让患者平卧在床上,尽快与医院联系。

(2)脑卒中分为缺血性脑卒中和出血性脑卒中,在诊断不明时,切不可乱用药,因为不同类型的脑卒中,用药各有不同。

(3)掌握移动患者的方法:首先不要急于把患者从地上托起或坐起,最好两人以上同时把患者平托在床上,头部略高,避免颤动,松开衣领,取出假牙。对于呕吐的患者应将其头部偏向一侧,以免呕吐时堵塞气管而发生窒息。

(4)如果有抽风发作,可用筷子裹上纱布垫在上下牙间,防止咬破舌头。患者出现气急、咽喉部痰鸣等症状时,应用塑料管插入患者咽喉部,另一端用口吸出分泌物,尽量减少患者振动。

(5)转送患者要用担架卧式搬抬,如果从楼上往下抬,头部一定朝上,脚朝下,这样可减少脑部出血。在送往医院途中,救护人员可用双手轻轻托住患者头部,避免头部颠簸。

(6)对昏迷较深、呼吸困难的患者,可先请医生到家医治,等病情稳定后,再送医院。

(7)缺血性患者大多神志清醒,应防止患者过度悲伤和焦虑不安,让患者静卧时,与其进行愉快的交谈,同时做肢体按摩,以促进血液循环,防止血压进一步下降而导致血栓形成加重。给患者喝一些有防止凝血作用的酸性饮料,待病情稳定后,速送医院。

(徐桂琴)

第四章 头　　痛

头痛是临床常见的症状,通常指局限于头颅上半部,包括眉弓、耳轮上缘和枕外隆突连线以上的疼痛。头痛的病因非常复杂,可由颅内病变、颅外头颈部病变、头颈部以外躯体疾病及神经症、精神病引起。

头痛的国际分类有三部分。第一部分为原发性头痛:偏头痛、紧张型头痛、丛集性头痛和原发性三叉神经痛、其他原发性头痛。

第二部分为继发性头痛:归因于头和/或颈部外伤的头痛,归因于颅或颈部血管疾病的头痛,归因于非血管性颅内疾病的头痛,归因于某些物质或某些物质戒断的头痛,归因于感染的头痛,归因于代谢疾病的头痛,归因于头颅、颈部、眼、耳、鼻、鼻窦、牙齿、口腔或其他头面部结构疾病的头痛,归因于精神疾患的头痛。

第三部分为脑神经、中枢性和原发性面痛及其他头痛:脑神经痛、与中枢性疾病有关的面痛,其他类头痛。

人的一生中常常有头痛的经历,在健康人群中约2/3的人曾发生过头痛。据统计,美国每年至少有1 000万人因头痛去医院就诊,因为头痛而产生的间接经济损失达到60亿~170亿美元。国内神经科门诊因单纯头痛就诊者约占患者总数的40%,头痛作为神经衰弱症状之一而来就诊者约占全部患者的50%。世界卫生组织在2001年的健康报告中指出,偏头痛排在疾病的第19位,尤其在女性中排第12位,进一步表明防治头痛的重要性。

偏头痛是反复发作的一侧或两侧搏动性头痛,为临床常见的头痛,其病因尚未完全明了,可能与以下因素有关。遗传:约60%的偏头痛患者有家族史,其亲属出现偏头痛的危险是一般人群的3~6倍。内分泌与代谢因素:女性较男性易患偏头

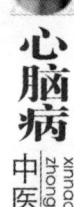

痛,偏头痛常始于青春期,月经期发作频繁,妊娠期或绝经期后发作减少或停止。饮食或精神因素:偏头痛发作可由某些食物诱发,如奶酪、巧克力等。

紧张型头痛以往称紧张性头痛或肌收缩性头痛,是双侧枕部或全头部紧缩性或压迫性头痛。约占头痛患者的40%,是临床常见的慢性头痛。发病机制尚未明确。

丛集性头痛多见于男性,发作前无先兆症状,突发于夜间或睡眠时,疼痛剧烈呈密集性发作而迅速达到高峰,从一侧眼眶或单侧面部开始而快速扩展,甚则波及同侧肩、颈部,呈跳痛或烧灼样痛,可伴同侧眼结膜充血、流泪、眼睑水肿或鼻塞、流涕。头痛在固定时间内出现,每次发作持续15～180分钟,然后自行缓解,发作持续2周到3个月(称为丛集期)。许多患者的丛集期在每年的同一季节发生,间歇期数月到数年,其间症状完全缓解,约10%的患者有慢性症状。

头痛的时候,很多人都会猜测自己得了什么病,可到医院检查,身体又没问题。其实,头痛也不一定是疾病所致。当排除了一些疾病因素后,头痛的主要原因可能是生活习惯不科学。

(1)情绪低沉。情绪低沉的时候,精神的忧郁会使身体内的新陈代谢等变得迟缓,从而造成头痛目眩的感觉。

(2)加班熬夜。社会竞争越来越激烈,加班熬夜似乎成了大多数白领的工作常态。违背了人体的生物钟,就会造成身体状态失衡。除了疲劳,一些人还经常会莫名其妙地头痛。

(3)身体处于隐性紧张。当人们处于紧张状态或者紧张的工作环境中,会明显感觉到这种紧张给自己带来的压力。这种不易觉察的紧张状态叫"隐性紧张",同样对我们的健康有很大的损害,尤其容易导致头痛。

当人们处于隐性紧张状态时,心率不会增加而血压却会明显升高。精神上的紧张是众多"隐性紧张"中比较致命的一种。其他能引起"隐性紧张"的因素还包括吸烟、胆固醇高、糖尿病以及身体感觉欠佳等。这些因素引起的人体紧张并不表现为心跳加快,而是在无形中造成我们出现不明原因的头痛或身体不适。

【中医认识】

头痛为中医临床常见病,既是一个病症,有时又是某些证候中的一个主觉症状。中医对头痛病认识很早,在殷商甲骨文中就有"疾首"的记载,《内经》中称本病为"脑风""首风",《素问·风论》中认为本病是因为风邪寒气犯于头脑而致。《素问·五脏生成》中指出"是以头痛巅疾,下虚上实"的病机。《素问·方盛衰论》中曰:"气上不下,头痛巅疾。"《伤寒论》中较详细地论述了外感头痛病的辨证论治,"太阳病,头痛发热,身疼腰痛,骨节疼痛,恶风无汗而喘者,麻黄汤主之""干呕,吐涎沫,头痛者,吴茱萸汤主之。"《针灸甲乙经》中曰:"气上不下,头痛巅疾,求阳不得,求之于阴。"

宋代《三因极一病证方论》中对内伤头痛有充分的认识,认为"有气血食厥而疼者,有五脏气郁厥而疼者"。《东垣十书》中指出外感与内伤均可引起头痛,根据病因和症状不同而有伤寒头痛、湿热头痛、偏头痛、真头痛、气虚头痛、血虚头痛、气血俱虚头痛、厥逆头痛等,还补充了太阴头痛和少阴头痛,从而为头痛分经用药创造了条件。

《普济方》中认为:"气血俱虚,风邪伤于阳经,入于脑中,则令人头痛。"明代《古今医统大全·头痛大法分内外之因》中对头痛病总结曰:"头痛自内而致者,气血痰饮、五脏气郁之病,东垣论气虚、血虚、痰厥头痛之类是也;自外而致者,风寒暑湿之病,仲景伤寒、东垣六经之类是也。"

《丹溪心法》中认为头痛主要原因为痰与火,并指出了各种头痛的具体治疗方法。

《证治准绳·头痛》中曰:"医书多分头痛、头风为二门,然一病也,但有新久去留之分耳。浅而近者名头痛,其痛卒然而至,易于解散速安也;深而远者为头风,其痛作止不常,愈后遇触复发也。皆当验其邪所从来而治之。"

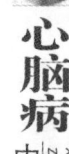

《景岳全书·头痛》中详细论述了头痛的证治:"凡诊头痛者,当先审久暂,次辨表里。盖暂痛者,必因邪气;久病者,必兼元气。以暂病言之,则有表邪者,此风寒外袭于经也,治宜疏散,最忌清降;有里邪者,此三阳之火炽于内也,治宜清降,最忌升散,此治邪之法也。其有久病者,则或发或愈,或以表虚者,微感则发,或以阳胜者,微热则发,或以水亏于下,而虚火乘之则发,或以阳虚于上,而阴寒胜之则发。

所以暂病者当重邪气,久病者当重元气,此固其大纲也。然亦有暂病而虚者,久病而实者,又当因脉、因证而详辨之,不可执也。"

中医认为头痛由外感六淫、内伤七情、饮食不节和内伤不足等引起,具体病因病机如下:

1. 外感六淫

多因起居不慎,坐卧当风,感受风寒湿热等外邪上犯于头,清阳之气受阻,气血不畅,阻遏络道而发为头痛。外邪之中以风为最。《素问·风论》中指出:"风为百病之长,至其变化乃为它病。"在风、寒、暑、湿、燥、火六淫中,风为百病之长,其他邪气都依附于风而令人发病;同时风为阳邪,其性轻扬,《素问·太阳阴阳明论》中谓"伤于风者,上先受之";《圣济总录》中亦有"偏头痛之状,由风邪客于阳经,其经偏虚者,邪气凑于一边,痛连额角"的论述;明代秦景明在《症因脉治》中指出:"伤风头痛或半边偏痛,皆因风冷所吹,遇风冷则发。"这里所说的"风"皆指外风而言。风邪可以兼夹其他外邪,而以风寒、风热、风湿为主。

2. 内伤七情

长期精神紧张忧郁,肝气郁结,肝失疏泄,络脉失于条达拘急而头痛;或平素性情暴逆,恼怒太过,气郁化火,日久肝阴被耗,肝阳失敛而上亢,气壅脉满,清阳受扰而头痛。《辨证奇闻》中说:"此病得之郁气不宣,又加邪风袭之于少阳之经,遂致半边头痛也。"情志失调与瘀血的产生也有一定的关系,《素问·生气通天论》中认为"大怒则形气绝,而血苑于上"。情志不遂,则气机郁滞,气滞则血亦滞,故能致瘀。

3. 饮食不节

素嗜肥甘厚味,暴饮暴食,或劳伤脾胃,以致脾阳不振,脾不能运化转输水津,聚而痰湿内生,以致清阳不升,浊阴下降,清窍为痰湿所蒙;或痰阻脑脉,痰瘀痹阻,气血不畅,均可致脑失清阳、精血之充,脉络失养而痛。如丹溪所言"头痛多主于痰"。饮食伤脾,气血化生不足,气血不足以充营脑海,亦为头痛之病因病机。《通评虚实论》中云:"头痛耳鸣,九窍不利,肠胃之所生也。"

4. 先天不足

先天禀赋不足,或劳欲伤肾,阴精耗损,或年老气血衰败,或久病不愈,产后、失血之后,营血亏损,气血不能上营于脑,髓海不充则可致头痛。

此外,外伤跌扑,或久病入络则络行不畅,血瘀气滞,脉络失养而易致头痛,如《灵枢·厥病》中所说"头痛不可取于前者,有所击堕,恶血在于内"。

中医治疗头痛,外感者以祛邪活络为主,内伤者以滋阴养血补虚为要,适当添加引经药,头痛经久不愈,痛势较剧烈的,可加选搜风通络类虫类药。其具体辨证论治如下:

1. 外感头痛

(1)风寒证。症状:头痛起病较急,其痛如破,痛连项背,恶风畏寒,口不渴,苔薄白,脉多浮紧。治法:疏风散寒。方药:川芎茶调散。方中川芎、羌活、白芷、细辛发散风寒,通络止痛,其中川芎可行血中之气,祛血中之风,上行头目,为外感头痛要药;薄荷、荆芥、防风上行升散,助川芎、羌活、白芷、细辛疏风止痛;茶水调服,取其苦寒之性,协调诸风药温燥之性,共成疏风散寒,通络止痛之功。若鼻塞流清涕,加苍耳、辛夷散寒通窍。项背强痛,加葛根疏风解肌。呕恶苔腻,加藿香、半夏和胃降逆。巅顶痛加藁本祛风止痛,若巅顶痛甚,干呕,吐涎,甚则四肢厥冷,苔白,脉弦,为寒犯厥阴,治当温散厥阴寒邪,方用吴茱萸汤加半夏、藁本、川芎之类,以吴茱萸暖肝温胃,人参、生姜、大枣助阳补土,使阴寒不得上干,全方协同以收温散降逆之功。

(2)风热证。症状:起病急,头呈胀痛,甚则头痛如裂,发热或恶风,口渴欲饮,面红目赤,便秘溲黄,舌红苔黄,脉浮数。治法:疏风清热。方药:芎芷石膏汤。方中以川芎、白芷、菊花、石膏为主药,以疏风清热。川芎、白芷、羌活、藁本善止头痛,但偏于辛温,故伍以菊花、石膏校正其温性,变辛温为辛凉,疏风清热而止头痛。应用时若风热较甚者,可去羌活、藁本,改用黄芩、山栀、薄荷辛凉清解。发热甚,加银花、连翘清热解毒。若热盛津伤,症见舌红少津,可加知母、石斛、花粉清热生津。若大便秘结,口鼻生疮,腑气不通者,可合用黄连上清丸,苦寒降火,通腑泄热。

(3)风湿证。症状:头痛如裹,肢体困重,胸闷纳呆,小便不利,大便或溏,苔白腻,脉濡。治法:祛风胜湿。方药:羌活胜湿汤。该方治湿气在表,真头痛头重证。因湿邪在表,故以羌活、独活、防风、川芎、藁本、蔓荆子等祛风以胜湿,湿去表解,清

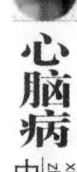

阳之气得布，则头痛身困可解；甘草助诸药辛甘发散，并调和诸药。若湿浊中阻，症见胸闷纳呆、便溏，可加苍术、厚朴、陈皮等燥湿宽中。若恶心呕吐者，可加生姜、半夏、藿香等芳香化浊，降逆止呕。若见身热汗出不畅，胸闷口渴者，为暑湿所致，宜清暑化湿，用黄连香薷饮加藿香、佩兰等。

2. 内伤头痛

(1)肝阳证。症状：头胀痛而眩，心烦易怒，面赤口苦，或兼耳鸣胁痛，夜眠不宁，舌红苔薄黄，脉弦有力。治法：平肝潜阳。方药：天麻钩藤饮。本方平肝潜阳熄风，对肝阳上亢，甚至肝风内动所致的头痛证均可获效。方用天麻、钩藤、石决明以平肝潜阳；黄芩、山栀清肝火；牛膝、杜仲、桑寄生补肝肾；夜交藤、茯神养心安神。临床应用时可再加龙骨、牡蛎以增强重镇潜阳之力。若见肝肾阴虚，症见朝轻暮重，或遇劳加重，脉弦细，舌红苔薄少津者，酌加生地、何首乌、女贞子、枸杞子、旱莲草等滋养肝肾。若头痛甚，口苦、胁痛，肝火偏旺者，加郁金、龙胆草、夏枯草以清肝泻火，火热较甚，亦可用龙胆泻肝汤清降肝火。

(2)肾虚证。症状：头痛而空，每兼眩晕耳鸣，腰膝酸软，遗精，带下，少寐，健忘，舌红少苔，脉沉细无力。治法：滋阴补肾。方药：大补元煎。本方重在滋补肾阴，以熟地、山茱萸、山药、枸杞子滋补肝肾之阴；人参、当归气血双补；杜仲益肾强腰。腰膝酸软，可加续断、怀牛膝以壮腰膝。遗精、带下，加莲须、芡实、金樱子收敛固涩。待病情好转，可常服杞菊地黄丸或六味地黄丸补肾阴、潜肝阳以巩固疗效。若头痛畏寒，面白，四肢不温，舌淡，脉沉细而缓，证属肾阳不足，可用右归丸温补肾阳，填精补髓。若兼见外感寒邪者，可投麻黄附子细辛汤散寒温里，表里兼治。

(3)气血虚证。症状：头痛而晕，遇劳加重，面色少华，心悸不宁，自汗，气短，畏风，神疲乏力，舌淡苔薄白，脉沉细而弱。治法：气血双补。方药：八珍汤。方中以四君健脾补中而益气，又以四物补肾而养血。当加菊花、蔓荆子入肝经，清头明目以治标，标本俱治，可提高疗效。

(4)痰浊证。症状：头痛昏蒙，胸脘满闷，呕恶痰涎，苔白腻，或舌胖大有齿痕，脉滑或弦滑。治法：健脾化痰，降逆止痛。方药：半夏白术天麻汤。本方健脾化痰，降逆止呕，平肝熄风。以半夏、生白术、茯苓、陈皮、生姜健脾化痰，降逆止呕，令痰浊去则清阳升而头痛减;天麻平肝熄风,为治头痛、眩晕之要药。并可加厚朴、蔓荆子、白蒺藜运脾燥湿,祛风止痛。若痰郁化热显著者,可加竹茹、枳实、黄芩清热燥湿。

(5)瘀血证。症状:头痛经久不愈,其痛如刺,入夜尤甚,固定不移,或头部有外伤史,舌紫或有瘀斑、瘀点,苔薄白,脉沉细或细涩。治法:活血通窍止痛。方药:通窍活血汤。方中麝香、生姜、葱白温通窍络;桃仁、红花、川芎、赤芍活血化瘀;大枣一味甘缓扶正,防化瘀伤正。可酌加郁金、菖蒲、细辛、白芷以理气宣窍,温经通络。头痛甚者,可加全蝎、蜈蚣、地鳖虫等虫类药以收逐风邪,活络止痛。久病气血不足,可加黄芪、当归以助活络化瘀之力。

治疗上述各证,均可根据经络循行,在相应的方药中加入引经药,以提高疗效。一般太阳头痛选加羌活、防风;阳明头痛选加白芷、葛根;少阳头痛选用川芎、柴胡;太阴头痛选用苍术;少阴头痛选用细辛;厥阴头痛选用吴茱萸、藁本等。

此外,临床可见头痛如雷鸣,头面起核或憎寒壮热,名曰"雷头风",多为湿热毒邪上冲,扰乱清窍所致,可用清震汤加薄荷、黄芩、黄连、板蓝根、僵蚕等以清宣升散、除湿解毒治之。

还有偏头风,又称偏头痛,其病暴发,痛势甚剧,或左或右,或连及眼、齿,痛止如常人,不定期地反复发作,此多肝经风火所致,治宜平肝熄风为主,可用天麻钩藤饮或羚角钩藤汤治之。

【中医保健措施】

一、未病先防

头痛在于针对病因进行预防,如避免感受外邪,不要情志过激,慎劳倦、过食肥甘等。头痛的急性发作期,应适当休息,不宜食用炸烤、辛辣的厚味食品,以防生热助火,有碍治疗,同时限制烟酒。若患者精神紧张,情绪波动,可疏导劝慰以稳定情绪,适当保证环境安静,有助于缓解头痛。

(一)功能性头痛或是颅外疾病引起的头痛

(1)正确认识疾病,树立起自信心。在临床上所遇见的头痛,以功能性的占绝

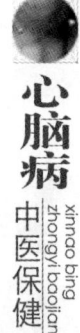

大多数。经有关检查,排除了器质性疾患,最好还是相信科学,树立起能够战胜疾病的信念,积极配合治疗,消除自我的不良暗示。

(2)提倡有规律地生活和工作。睡眠充足、饮食结构合理、戒除不良嗜好;积极参加感兴趣的文体活动。

(3)积极治疗原发病。

(二)普通的紧张性头痛

最好的方法是避免紧张的处境和任何可能导致紧张的行为。

1. 注意心理调节

人处于紧张状态时,血管收缩,易出现头痛;而当放松时,血管舒张,疼痛就会减轻。

2. 注意姿势,适当休息

不要长时间保持同一姿势,例如避免长时间弓着背坐在书桌前,应不时站起来伸展四肢,活动筋骨。抬起头让头部和身体基本成一直线,身体各部位的肌肉就不容易疲劳。和别人谈一些与目前的烦恼或困难无关的事情,轻松一下。躺下休息片刻或洗一个温水浴以放松自己。此外,如果长时间伏案工作、学习或劳作,应每隔 40 分钟左右休息 5 分钟,以预防眼肌紧张诱发的头痛。

3. 注意头部保护

中医学认为:风邪具轻扬开泄、善动不居的特性,易循经上扰而致头痛。所以,头痛患者在冬春季节出行要注意头部保护,可戴一顶保暖性能好的羊毛帽,以避风邪。

4. 夏季头痛的预防保健

临床实践和现代医学研究表明,夏季的高温、闷湿、雷雨、大风、天气骤变常常会诱发或加重头痛,夏季饮食和睡眠不佳,也常常直接导致头痛。

根据气候对头痛的具体影响,夏季常见的头痛可分为三个类别:

(1)疰夏性头痛。这是一种典型的季节性头痛,一到夏天就发作,入秋之后,不治即愈。夏季气候炎热,尤其是气温突升的初夏和气温超过 37℃ 的酷暑时段,有疰夏史的人一般很难适应,于是自主神经功能开始紊乱,食欲减退,睡眠不足,周身乏力,头痛时常伴有低热。疰夏性头痛的主要原因是身体虚弱、气血不足,应按疰夏治疗。夏日里要改善饮食,多吃蔬菜和水果,同时搞好室内降温,保证一定的睡眠时间。

(2)冷饮性头痛。夏日天气热如蒸笼,冰西瓜、冰啤酒、雪糕等冷饮食品自然成了人们的"宠物"。但冷饮入口时,会给口腔黏膜很强的刺激,这就可能使得腭部皮肤的神经产生放射性的疼痛。这种疼痛对有些人并不明显,但可能导致某些有头痛史(例如偏头痛)的患者头痛急性发作。这些患者进食冷饮后,常常会双目紧闭,头痛难忍,甚至会出现耳鸣目眩或轻度的恶心。所以,有头痛史的人必须少吃或不吃冷饮,头痛发作时,如果不是很严重,可用手反复进行局部按摩,以减轻疼痛;如果头痛得特别厉害,应及时就医。

(3)低颅性头痛。夏季气温常常高于人体体温,因而汗液蒸发是人体散热的主要途径。当汗液蒸发过多时,人体就容易脱水。另外,因为气候的原因,夏季食品容易变质,人吃了变质的食品,容易患急性胃肠炎或细菌性痢疾,从而上吐下泻,造成脱水。人体脱水后,当体位变化,尤其是站立时,会出现头痛症状。发生头痛时应卧床休息,但不用枕头,以保持头的低位。为了消除和减轻脱水,可输入一定量的生理盐水。

5. 冬季头痛的预防保健

冬季由于天气严寒,人体全身血管收缩,最易发生高血压性头痛、紧张性头痛、鼻源性头痛和风寒性头痛。需要戴帽来保暖头部,以预防头痛的发生。

(三)不要接触引发头痛甚至死亡的植物

第一位,紫藤。又名芸豆树。造型看起来非常浪漫:蓝色或粉红或白色的像小甜豆大小的花朵茂密地蔓延下垂。它的全身都具有毒性,尽管有些报告说其花不带毒,但还是小心为妙。因为太多报道表明,一旦误食,会引起恶心、呕吐、腹部绞痛、腹泻,要采用相应治疗,如静脉滴注和服用抗恶心药物等。

第二位,毛地黄。又名洋地黄,其叶可商用,是治疗心脏病的药品"洋地黄"的原材料。误食了它的任一部分,都会先后出现恶心、呕吐、腹部绞痛、腹泻和口腔疼痛症状,甚至会出现心跳异常。医生对此会用洗胃等方法促进排毒,并通过服用药物稳定心脏。

第三位，八仙花。在想象中它就像棉花糖和大圆面包一样理所当然是可以食用的，但一旦吃了八仙花，几小时后就会出现腹痛现象，其他的典型中毒症状还包括皮肤疼痛、呕吐、虚弱无力和出汗，还有报道说患者甚至会出现昏迷、抽搐和体内血循环崩溃。

第四位，山谷百合。又名五月花，处处带毒，甚至包括其尖端都具有毒性。轻微接触山谷百合也许不会受伤，但如果吃下去一些，就会出现恶心、呕吐、口腔疼痛、腹痛、腹泻和抽筋，心跳变慢或不规律。医生会通过洗胃等方法促使毒素排出，并通过服用药物使心跳复常。

第五位，花烛。别名火鹤花、红鹤芋，其叶子和枝茎外形奇特，花蕊周围是佛焰苞，它们全都有毒。一旦误食，嘴里会感觉又烧又痛，随后会肿胀起水疱，嗓音变得嘶哑，并且吞咽困难。多数症状会随时间推移而减轻直至消失。如果想减轻痛苦，可以选择清凉液体、止痛药丸或者甘草类和亚麻仁的食物。

第六位，夹竹桃。每一个部位都有毒，哪怕只是不小心吸入了焚烧夹竹桃产生的一点烟雾，也会带来不适。另外，用其树枝进行烧烤，饮用曾放置夹竹桃花的水，都会产生中毒症状。典型症状是心率改变，有时是心跳过缓，有时是心悸，有时会出现高钾现象。

第七位，小叶橡胶树。又被称为本杰明树，其叶子和树茎内均含有有毒的牛奶状树液。其中毒的最坏后果是皮肤疼痛肿胀。

第八位，杜鹃花。杜鹃花及杜鹃所属花系的叶子具有毒性，连用杜鹃花粉酿制的花蜜也有毒，误食其中之一会感到嘴里火烧火燎，然后可能出现的症状包括越来越明显的流涎症、恶心、呕吐和皮肤刺痛感。随之而来的还有头痛、肌肉无力、视物模糊等。还会出现心跳过慢、心律失常，严重者还会陷入昏迷或经历致命的抽搐。

第九位，水仙花。如果较大量地食用其球茎，会有温和的毒性。有些人会将它和洋葱混为一谈。误食球茎者会出现恶心、呕吐、腹痛和腹泻等症状，如果病情严重或者患者是儿童，医生会建议采取静脉滴注或口服药物的方法来减轻恶心、呕吐等症状。

二、既病防变

1. 瘀血阻络证

头痛部位固定，出现次数最多，头痛性质以刺痛为主，面色晦暗，女性伴有痛经、月经色暗或有瘀块。舌质紫暗或有瘀斑、瘀点，脉细或涩。治法：活血通络。方药：通窍活血汤（赤芍、川芎、桃仁、红花、老葱、红枣、麝香、黄酒）。如兼有气虚，可选用补阳还五汤（黄芪、当归尾、赤芍、地龙、川芎、红花、桃仁）。头痛甚或久痛者加全蝎、蜈蚣、地龙、僵蚕、细辛；伴有失眠者加酸枣仁、夜交藤；伴纳呆者加焦三仙、白术、党参；伴头晕者加天麻、菊花；伴恶心或呕吐者加半夏、竹茹、旋覆花；伴精神抑郁者加合欢皮、郁金；伴心悸、心烦者加酸枣仁、远志；伴头胀、目赤者加钩藤、龙胆草、黄芩；伴口苦、苔腻者，去生地加龙胆草、黄芩；伴面色苍白、神疲乏力者，加党参、黄芪。

2. 肝阳上亢证

头痛在巅顶、前额、枕部、两侧头部均有出现，且出现次数相差不多，头痛性质以胀痛占多数；伴随症状出现较多的依次为：失眠、头晕目眩、心烦、急躁易怒、面红目赤、口苦、口燥咽干、舌红、苔黄、脉弦。治法：平肝潜阳。方药：天麻钩藤饮。组成：天麻、钩藤、石决明、栀子、黄芩、牛膝、杜仲、桑寄生、夜交藤、茯神、益母草。伴有恶心、呕吐者加竹茹；伴失眠者加代赭石、远志；头痛日久，伴头晕目眩，腰膝酸软等肝肾阴虚症状者，加熟地、山萸肉、枸杞子、何首乌；头痛剧烈，伴面红目赤、便秘溲赤，肝火偏旺者，加生石膏、夏枯草、龙胆草；头痛遇劳加重，伴腰膝酸软者加制首乌、女贞子、旱莲草；伴便秘、溲赤、胁痛、口苦者加龙胆草、栀子、车前草；头痛甚或久，痛久入络者加用全蝎、蜈蚣、桃仁、红花、僵蚕。以上兼症均可加川芎，酒炒更好。

3. 痰浊上扰证

头痛，伴有头重昏蒙、胸脘痞闷、呕吐痰涎、恶心纳差，脉滑或弦，苔白腻。治法：燥湿化痰。方药：半夏白术天麻汤。组成：半夏、天麻、茯苓、橘红、白术、甘草、生姜、大枣。伴失眠者加炒酸枣仁、远志；伴纳呆重者加焦三仙、白术、党参；伴恶心者加生姜、竹茹;情绪易于变化者,加合欢皮、柴胡;劳累过度,气血不足者,加党参、枸杞子、当归、黄芪;烟酒过度者加竹茹;头部有轻微麻木感者加石菖蒲、钩藤;头痛兼有头晕、耳鸣、脉弦者加钩藤、黄芩、柴胡;头痛而见面色少华、心悸不宁、脉细弱者去半夏,加当归、川芎、鸡血藤、夜交藤;头痛甚者加川芎、白芷;病程久者加天麻、党参、黄芪、钩藤。

4. 肝肾阴虚证

腰膝酸软,耳鸣,遗精带下,心烦易怒,头晕,乏力,舌红或淡红、少苔,脉细无力或脉弦。治法:滋补肝肾。方药:杞菊地黄汤。组成:枸杞子、菊花、丹皮、山茱萸、山药、泽泻、茯苓、熟地黄。少佐细辛、薄荷等辛散轻清之品;面赤口苦,心烦易怒,舌红苔黄,脉弦者,加石决明、天麻、钩藤、生龙骨、生牡蛎等;五心烦热,盗汗颧红,脉细数者,加女贞子、旱莲草、知母、黄柏、玄参等;形寒肢冷,舌淡苔白,脉沉弱者,酌加菟丝子、杜仲、鹿角胶、附子、细辛等;血压高者加石决明。

5. 气血两虚证

头痛绵绵,遇劳加重,倦怠乏力,少气,畏寒,头晕,失眠,心悸,舌淡,苔白,脉细弱或沉细无力。治法:益气养血。方药:①归脾汤。组成:白术、茯苓、黄芪、龙眼肉、酸枣仁、人参、木香、炙甘草、当归、远志、生姜、大枣。②补中益气汤。组成:黄芪、炙甘草、人参、当归、陈皮、升麻、柴胡、白术。归脾汤适用于气血两虚均明显者,补中益气汤适用于以气虚为主者。头重如裹者加藿香、石菖蒲;舌质暗有瘀斑者加桃仁、红花;腰膝酸软者加杜仲、桑寄生;精神抑郁者加郁金、合欢皮;伴有头昏头胀者,选加清凉透散之蔓荆子、菊花、谷精草、荷叶等;若系感冒后气分尚有余热者,可酌加金银花、连翘等。

6. 风寒入侵证

头痛,遇风寒易发或加重,恶风畏寒,鼻塞流涕,舌淡,苔薄白,脉浮或浮紧。治法:疏风散寒。方药:川芎茶调散。组成:川芎、荆芥、白芷、羌活、甘草、细辛、防风、薄荷,清茶调下。心烦、口渴者加生石膏;恶心者加半夏、生姜、陈皮、竹茹;浊涕者加黄芩;咽痒者加徐长卿、木蝴蝶,清涕者加藁本、蔓荆子;头晕者加枸杞子、黄芪;形寒肢冷,头痛如裹者加附片、桂枝;神疲乏力,自汗不止者加红参、生黄芪;心烦不麻,舌红少苔,脉细数者去细辛,加酸枣仁、五味子、麦冬、炙远志、合欢皮、夜交藤。头、肩肌肉紧张甚者加葛根、柴胡;大便秘结者加生大黄;心悸胸闷者加天冬、麦冬、五味子、枳壳;脉弦数,舌红苔黄者加栀子、黄芩、生石膏等;脉弦细或沉细、舌红苔黄者加生地、当归、白蒺藜;脉滑数,舌红苔黄者加天麻、钩藤、黄芩、浙贝母等;病久入络者加地龙、全蝎、蜈蚣;头痛剧烈者加全蝎、蜈蚣。

7. 风热上扰证

头痛遇热或日晒加剧,头痛如裂,口干口渴,舌红,苔黄,脉弦或浮弦。治法:疏风清热。方药:芎芷石膏汤。组成:川芎、白芷、生石膏、菊花、藁本、羌活。伴口渴者,加花粉、石斛;伴便秘者,加大黄;伴项强者,加羌活、葛根;伴失眠者,加夜交藤、酸枣仁;伴头晕者,加钩藤、石决明;伴口苦者,加柴胡、龙胆草;伴鼻塞者,加辛夷花、苍耳子;头痛剧烈者,加白蒺藜。

【病后保健】

一、食疗康复

(1)菊芎羊肉。主治偏头痛。羊肉100克,杭白菊20克,川芎10克,白芍15克,牛藤12克,生地20克,防风15克,羌活12克,香附12克,藁本10克,木瓜10克。把全部用料放入锅内,武火煮滚,后用文火煲1小时30分钟。

(2)吃含镁食物:如核桃、花生、大豆、海带、橘子、杏仁、杂粮和各种绿叶蔬菜。

(3)饮浓薄荷茶:取干薄荷叶15克放入茶杯内,用刚烧开的水冲泡5分钟后服用。

(4)蜂蜜可减少头痛发作。如果摄入镁不足,可引起神经细胞功能障碍,会诱发偏头痛。患者可多摄取含镁丰富的食物,如豆类、蜂蜜、海参、比目鱼等。

(5)血虚头痛者用乌鸡1只,黄芪30克,当归20克,加入葱、姜共煮,取汤饮之。或红枣10个,桂圆10个,莲子适量,煮粥食。气滞头痛者可用红皮萝卜适量,鱼250克,煮汤如奶样,取汤饮之。肝阳上亢头痛者取干菊花适量,枸杞子10克,山楂10克,陈皮15克,冰糖少许;或罗布麻叶10克,山楂10克,竹叶15克;或新鲜西瓜皮15克,草决明15克。以上三组均可水煎代茶。

(6)鸡蛋2个,白菊花30克,白芷30克,川芎30克,防风15克。用针将鸡蛋扎数十个小孔备用。用水煎备药,待沸后放入有孔的鸡蛋继续煎煮,待蛋熟后,吃蛋喝汤,外感风寒、风热头痛者均可用。

(7)猪脑1个,天麻10克,同置锅内加适量水,以小火煮炖1小时成稠厚羹汤,捞去药渣。一日内分次喝汤,经常食用,可治疗神经性头痛。

(8)维生素B_1对维持神经及肌肉的正常功能有很大帮助。患者可多食含维生素B_1丰富的食物,如猪肉、大豆、鳗鱼、玉米、山芋、花生等。

(9)泛酸除了能维持自主神经的正常功能外,还是缓解精神压力。患者可多摄取含泛酸丰富的食物,如甘薯、动物肝脏、豆类、菠菜、牛奶等。

二、验方康复

(1)川芎120克,羌活120克,当归(酒炒)100克,白芍(醋炒)100克,炒牛蒡子8克。将上药研末混匀,每次服6克,加白糖3克,每日3次。适用于偏头痛。

(2)天麻20克,白芍30克,钩藤30克,川芎30克,细辛12克,藁本15克,石决明50克。水煎,每日1剂,分2次服。

(3)白芷30克,荆芥30克,防风15克,人参30克,川芎15克,红花15克,桃仁15克。将上药研末,炼蜜为丸,每丸6克。每次1丸,每日2次,服药时以荆芥煎汤冲服为佳。适用于血虚型头痛。

(4)全蝎、蜈蚣、僵蚕、地龙各等份,研为细末。每次2克,每日3次,温开水送服。适用于瘀血阻络型头痛。

(5)蝉蜕10克,菊花20克,赤芍、蔓荆子各15克,白芍30克,川芎30克,全蝎10克,穿山甲10克,蜈蚣3条。水煎服,每日1剂,日服2次。适用于顽固性头痛。

三、外治法康复

1. 刮痧疗法

适用于一侧头部疼痛剧烈,钻痛或胀裂痛,持续发作,发作时多有恶心、呕吐、

腹胀、腹泻、多汗、心率加快等伴随症状。治法如下:

(1)选穴。翳风、头维、太阳、合谷、列缺、阳陵泉、足三里、血海。

(2)定位。翳风:在耳垂后,当乳突与下颌骨之间凹陷处。

头维:在头侧部,当额角发际上0.5寸,头正中线旁开4.5寸。

太阳:在耳郭前面,前额两侧,外眼角延长线的上方。

合谷:在手背,第一、第二掌骨间,当第二掌骨桡侧的中点处。

2. 揉太阳穴

用双手中指按太阳穴转圈揉动,先顺揉再倒揉7~8圈。

3. 梳摩痛点

将双手的10个指尖,放在头部最痛的地方,像梳头那样进行轻度的快速梳摩。

4. 热水浸手

偏头痛发作时,可将双手浸没于一壶热水中,水温以手入水后能忍受的极限为宜,坚持浸泡半小时左右。

5. 中药塞鼻

取川芎、白芷、炙远志各15克焙干,再加冰片7克,共研成细粉后用绸布包少许药粉塞右鼻,一般塞后15分钟左右便可止痛。

6. 推拿疗法

推拿部位:

(1)足底部反射区:额窦、头部(大脑)、脑垂体、小脑及脑干、三叉神经、颈项、眼、鼻、耳、甲状旁腺、甲状腺、肝、胆囊、心、肾、输尿管、膀胱、生殖腺。

(2)足内侧反射区:颈椎、胸椎、腰椎、骶骨、尿道及阴道。

(3)足外侧反射区:生殖腺。

(4)足背部反射区:上身淋巴结、下身淋巴结、上颌、下颌。

常用手法:

(1)足底部反射区:拇指指端点法、食指指间关节点法、拇指关节刮法、钳法、食指关节刮法、拇指推法、擦法、拳面叩击法等。

(2)足内侧反射区:食指外侧缘刮法、拇指推法等。

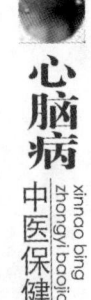

(3)足外侧反射区:食指外侧缘刮法、拇指推法、按法、叩击法等。

(4)足背部反射区:拇指指端点法、食指指间关节点法、食指关节刮法等。

7. 辨证按摩疗法

(1)风寒头痛。①取坐位,家人用拇指指腹端按揉其两侧太阳穴、风池穴各1分钟,按揉百会穴2分钟。②取俯卧位,家人用手掌自上而下推擦两侧膀胱经,重复进行10次;再用拇指指腹端按揉两侧肺俞、风门穴各1分钟;最后用弹法弹其两下肢委中穴各30次。

(2)风热头痛。①取坐位,家人用拇指指腹从印堂穴开始向上沿前额发际至头维、太阳穴往返推揉10次;再用手掌横擦其后项部2分钟,以皮肤微热、微红为度;最后用拇指指端持续按压两手合谷穴2分钟。②取俯卧位,家人用手掌拍两侧膀胱经,自上而下反复操作3分钟;再用拇指指腹端按揉两侧肺俞穴各1分钟,按揉大椎穴2分钟。

(3)风湿头痛。①取坐位,家人用拇指指腹端按揉大椎穴2分钟,按揉两侧太阳穴、曲池穴各1分钟;再用拇、食指对拿两侧肩井穴各1分钟;最后用双手拇、食指同时揉搓两侧耳郭1分钟。②取仰卧位,家人用掌按法按中脘3分钟,以热传双下肢为度。③取俯卧位,家人用拇指指端按压两下肢丰隆、三阴交、阳陵泉穴各2分钟。

(4)肝阳头痛。①取坐位,家人用拇指指腹端按揉百会穴2分钟。②取仰卧位,家人用拇指指腹端按揉两下肢太冲、行间穴各1分钟。③取俯卧位,家人用手部小鱼际擦其两足底涌泉穴各2分钟。

(5)痰浊头痛。①取坐位,家人用拇指指腹端按揉百会穴2分钟。②取仰卧位,家人用掌摩法顺时针、逆时针摩其上腹部各60次。③取俯卧位,家人用拇指指腹端按揉其背部两侧脾俞、胃俞及两下肢足三里、丰隆穴各1分钟。

(6)血虚头痛。①取坐位,家人用拇、食指捏拿其印堂处肌肉,一提一松,反复进行30次。②取仰卧位,家人用掌摩法顺时针、逆时针摩其小腹各60次;再用拇指指腹端按揉其两下肢足三里、三阴交穴各2分钟。③取俯卧位,家人用指擦法自上而下擦其背部督脉3分钟,以皮肤微红、微热为度。

(7)肾虚头痛。①取坐位,家人用拇指指腹端按揉百会穴2分钟。②取仰卧位,家人用指摩法摩其小腹气海、关元穴各1分钟。③取俯卧位,家人用拇指指腹端按揉其背部两侧肾俞、关元俞。

8. 搓膀胱经治感冒头痛

风寒感冒可引起头痛、发热,可搓膀胱经予以治疗。

手法:将姜切碎,泡入白开水中,1小时后涂抹在脊柱两侧,以一手小鱼际在膀胱经(位于脊柱两侧旁开1.5寸处)上行搓法,以搓热为度。

要领:受术者取俯卧位,施术者搓法要由慢变快、由轻至重,方向由下向上,每分钟100次以上。

另外,术后10分钟,可将3根葱白沏水喝,以1杯为宜。

9. 按大椎穴治两侧头痛

两侧头痛多因肝阳上亢引起,并伴有眩晕、面红目赤、口苦。可按压大椎穴予以治疗。

手法:以一手拇指指端,在大椎穴(位于第七颈椎下)进行较长时间按压,持续5~8分钟,然后以双手在头部两侧梳理。

要领:受术者取俯卧位,施术者垂直用力,持续加力,动作要准确,不可暴力按压,以免引起不必要的损伤。术后再掌揉大椎穴,使之放松,力度要轻。

10. 熏蒸止痛法

药用川芎15克,晚蚕沙30克,僵蚕20~30克,香白芷15克,将药物共放入砂锅内,加水5碗,煎至3碗,用厚纸将砂锅口封住。用法:视疼痛部位大小,于盖纸中心开一孔,令患者痛位对准纸孔;满头痛者,头部对准砂锅口(两目紧闭或用手巾包之),上面覆盖一大方巾罩在头部,以药液散发的热气熏蒸,每天1剂,每剂用2次,每次熏10~15分钟。适用于各种头痛。

11. 局部热熨法

(1)药用川芎15克,香白芷30克,荆芥、薄荷、葱白(切碎)各15克。上药共研粗末,炒热后布包。熨患处,每天1次,每次15分钟左右。凡风寒头痛者用之效佳。若属风湿头痛则去荆芥,加羌活、川乌各15克,如上法用之,疗效亦佳。

(2)生川乌、生南星、生白附子各等份,共研细末。每用30克,以连须葱白7根、生姜15克,切碎捣如泥,入药末和匀,用软布包好蒸热后,熨痛处,取效快捷。

12. 药酊外涂法

取白芷、细辛、川芎、冰片各10克,乳香、薄荷冰、红花各5克,兑入75%酒精100~200毫升,密封浸泡2天后即可。使用时以棉签蘸药液均匀涂患处,每日3次,连续1周。

13. 药汁涂抹法

取鲜姜、葱白各100克,洗净,放瓷钵内,加凉开水少许,捣烂取汁,用棉球蘸药汁涂于太阳穴或前额,或头痛部位,涂后可用手指轻叩涂药部位,每天数次。

14. 塞鼻取嚏法

(1)防风、藜芦、桔楼各等量研末,取少许搐鼻取嚏,此方适合一切头痛。

(2)雄精(雄黄中最佳品)1克,皮硝3克,川芎6克,白芷8克,乳香、没药各2克,共研细末,取少许搐鼻取嚏,痛止则停用。

15. 贴太阳穴法

荆芥、穿山甲、白芷、蝼蛄各9克,干全蝎(去毒)、地鳖虫、姜蚕各3克,牙皂5克,共研末,加冰片1克,用蜂蜜调匀,摊布贴两太阳穴(晚贴早揭),每日1次。此方系清代光绪皇帝头痛剧烈时所用。

16. 贴涌泉穴法

取吴茱萸适量研为细末,米醋适量调为稀糊状,外敷于双足心涌泉穴,每日换药1次,7天为1个疗程,连续1~2个疗程。本法上病下取,平肝潜阳,引热下行,对高血压头痛、肝阳头痛疗效甚佳。

17. 药液浸足法

取菊花、桑叶、桑枝、夏枯草各适量,水煎取汁浸足,每日2~3次,每次10~15分钟,连续5~7天。若足浴后再按摩双足心涌泉穴100次,疗效更佳。

18. 毫针叩刺法

取30号1寸毫针或家用小缝衣针,常规消毒后,持针尖微露一小尖,以约300次/分的快速动作在头痛部位叩刺1分钟,以微渗血为度,间歇3分钟后,再叩刺2分钟左右。头痛发作剧烈者可适当加大叩刺量或适当延长时间,一般每日1~2次。

19. 刺百会穴法

主穴取百会穴,配前顶穴、后顶穴。从百会穴斜刺3厘米,沿眼向前透前顶穴,向后透后顶穴,快速捻转强刺激,大约1分钟后,头痛症状逐渐消失,强刺激2~3分钟后,头痛症状全部消失。对于头痛症状重者,先口服苯巴比妥30毫克,针刺后用75%酒精湿敷料覆盖针处,留针90分钟后起针。头痛症状较轻者,仅用酒精加盖留针处。每天1次,3次为1个疗程。百会、前顶、后顶穴均为治疗头痛的有效穴,三穴合用共起醒脑、安神、通络止痛的作用。治疗脑外伤后遗症引起的头痛,尤有良效。

20. 灸率谷穴法

倘为偏头痛患者,可将艾条点燃,对准患侧率谷穴(耳郭尖上方,入发际1.5寸处)灸之,每天灸1次,每次20分钟,10次为1个疗程。另嘱患者保持心情舒畅,切忌过劳,忌烟酒和辛辣刺激性食物。据临床观察,部分患者在口服罗通定无效的情况下,改用灸率谷穴治疗的方法,可取得满意疗效。

四、家庭治疗原则及自我管理

(1)出现以下情况应注意排除脑血管病、颅内占位病变:头痛伴偏瘫或面瘫、言语不清、吞咽困难、一侧肢体或面部麻木、单眼或双眼视物不清或突然失明;头痛伴眩晕、恶心呕吐;头痛伴剧烈血压升高;头痛后短时间内出现意识障碍;慢性头痛患者头痛性质发生改变,较以往更加紧急和严重。出现以上症状应及时进行CT、MRI等检查,明确头痛病因。

(2)出现以下情况注意排除中枢神经系统感染:头痛伴发热、意识障碍、谵妄躁动、抽搐、颈部强直,应进行腰椎穿刺脑脊液、CT等检查明确诊断。

(3)自我保健,预防头痛的发生:患者应该在日常生活中注意自我保健,养成良好生活习惯。均衡饮食,保持适量运动,避免吸烟、饮酒、熬夜等不良习惯。平时要注意别喝浓茶、酒、咖啡等,不要吃冰冷刺激性的食物,多食用新鲜蔬菜和水果。睡眠要充足,精神要保持愉快。保持乐观的生活态度。

(徐桂琴　李雪苓)

第五章 冠 心 病

冠心病全称是冠状动脉粥样硬化性心脏病,是冠状动脉壁形成粥样斑块导致血管腔狭窄或阻塞,使心肌缺血、缺氧而引起的心脏病,其与冠状动脉痉挛统称冠状动脉性心脏病或缺血性心脏病。

冠心病是人中年以后最主要的心脏病,目前我国冠心病发病率在逐年增加。资料表明,冠心病患病率35～44岁组为2％～3％,45～54岁组为3％～5％,>55岁组为6％～10％。欧美国家患病率较国内高,但近年来国内冠心病的患病率有所增加。冠心病的死亡率20世纪80年代初美国、加拿大、澳大利亚等国家为200～240人/10万,国内1984年统计资料表明,全国冠心病死亡率平均为0.2‰,其中城市人口占0.37‰,农村人口占0.15‰。1999年,我国农村和城市男性35～74岁人群冠心病死亡率分别为64/10万和106/10万。全国的统计年报资料显示,最近8年内,冠心病死亡率城市升高了53％,农村升高了40％。估计我国心血管病现患人数至少2.3亿,每10个成年人中有2人是心血管病患者。估计每年新发脑卒中至少200万人,现患脑卒中至少700万人,新发心肌梗死至少50万人,现患心肌梗死至少200万人。

冠心病早期往往无临床症状,中晚期若冠状动脉狭窄超过50％时,可导致心肌供血不足、缺血甚至完全阻塞,从而出现明显的临床症状,主要包括心绞痛、心律失常、急性心肌梗死、心力衰竭、心脏骤停和猝死等。冠心病发作时心肌缺血、缺氧,由于心肌无氧代谢产生的乳酸等代谢产物,刺激血管的神经末梢,是能够引起胸部疼痛(心前区疼痛)的主要原因,即称为冠心病的心绞痛。心绞痛是冠心病的常见临床症状,也是患者比较容易出现危险的信号,必须及时诊治。

冠心病的病因尚未明确,目前公认的危险因素如下:

(1)年龄:随年龄增加而发病率增加,高龄为冠心病发病的危险因素之一。

(2)性别:研究显示,男性发病率高于女性,且女性发病年龄明显迟于男性。

(3)高血压:高血压为冠心病发病的独立危险因素。

(4)脂代谢紊乱:脂代谢紊乱与冠心病发病密切相关。

(5)吸烟:为公认的冠心病主要危险因素之一。

(6)糖尿病:与冠心病关系密切。

(7)其他:缺乏体力活动,有家族遗传史,饮酒、饮食因素。超重亦与冠心病发病相关。

冠心病分为5个临床类型。对某个患者而言,临床类型可相互转换,也可共存。

(1)隐匿型冠心病:又称为无症状性心肌缺血。没有临床症状,但心电图提示心肌缺血,多为冠心病早期。

(2)心绞痛:以发作性胸痛为主要临床特点,为常见临床类型。

(3)心肌梗死:为冠心病严重的临床类型,表现为心肌急性缺血性坏死。

(4)缺血性心肌病:由心肌缺血导致心肌纤维化,表现为心脏扩大、慢性心力衰竭与心律失常。

(5)猝死型冠心病:即原发性心脏骤停,由心肌缺血致严重心律失常所引起,如果未行复苏或复苏失败,将会猝死。

【中医认识】

冠心病在中医学中无相应病名,根据其临床表现可归于"心悸""真心痛"等范畴,临床上以胸闷、气短、胸痛、心悸为主要症状。历代中医文献中对其症状描述、病因病机和预防方法有一定的记载。

《素问·藏气法时论》中提到:"心病者,胸中痛,胁支满,胁下痛,膺背肩胛间痛,两臂内痛。"《灵枢·厥病》中指出:"真心痛,手足青至节,心痛甚,旦发夕死,夕发旦死。"《金匮要略·胸痹·心痛短气病脉证治》篇中云:"夫脉当取太过不及,阳微阴弦,即胸痹而痛,所以然者,责其极虚也;今阳虚知在上焦,所以胸痹心痛者,以其阴弦故也。"《医门法律·中寒门》中言:"胸痹心痛,然总由阳虚,故阴得乘之。"《类证治裁·胸痹》中亦云:"胸痹胸中阳微不运,久则阴乘阳位而为痹结也。"认为阳气虚或阳气不能通达致胸痹,心阳虚弱,不能坐镇于上而行阳气,则无权照化阴寒、制阴于下,从而阴寒邪气上乘阳位,如痰浊、水湿等阴邪最易上犯清阳,痹阻心脉而致冠心病的发生。这些都说明中医学对冠心病早有认识。隋代巢元方著《诸病源候论》中阐明了瘀血化痰的病理过程,提出"诸痰者,此由血脉壅塞,饮水结聚而不消散,故能痰也"。宋代杨仁斋著《仁斋直指方》中提出了"痰饮、瘀血,调气为先"的治疗大法。

祖国医学认为,本病主要病因为气滞、血瘀、痰浊、寒凝,其发病常与心、脾、肝、肾四脏的虚损有关。正虚为本,邪实为标,心阳虚是冠心病发病的重要病理基础,也是其后期最常见的证候。

1. 七情内伤

情志失调,喜怒不节,引发气机阻滞,气机升降失调,致五脏气血失和,气化功能不全,气血不利,津液循行受阻,生瘀生痰,痰瘀互阻,痹阻心络。中老年人如闷闷不乐、烦躁易怒或怒气伤肝也是诱发冠心病的重要原因。

2. 饮食、劳逸失度

过食肥甘厚味,或饮酒过度,日久脾胃受伤,中轴升降功能失常,尤其是久食膏脂肥腻之品,导致痰浊内伤,湿浊阻滞气机,壅塞脉道,影响气血的吸收,致使心失所养。心失所养又加重了心气、心血的虚衰。临床上一部分老年人由于饮食不节、嗜食高粱厚味、形体肥胖,易患冠心病;还有一小部分老年人纳呆消瘦、面色少华或灰暗,也易诱发冠心病。

3. 心阳亏虚,心阴受损

心阳虚弱,不能运行阳气,无权照化阴寒、制阴于下,从而阴寒邪气上乘阳位,如痰浊、水湿等阴邪最易上犯清阳,痹阻心脉而致冠心病的发生。阳气不足则阴寒之邪乘虚侵袭,寒邪凝滞气机,收引血脉,致心脉拘缩挛急而突发剧痛。年过四旬,人体阳气逐渐衰少,生命功能日益下降。在劳累、受寒、阴雨天气、夜间睡眠或休息等时间段人体的阳气都相对虚少时,容易发作冠心病。

针对本病本虚标实,虚实夹杂,发作期以标实为主,缓解期以本虚为主的特点,其治疗应补其不足,泻其有余。权衡心之气血阴阳之不足,有无兼见肝、脾、肾脏之亏虚,调阴阳补气血,调整脏腑之偏衰,尤应重视补心气、温心阳;标实当泻,针对气滞、血瘀、寒凝、痰浊而理气、活血、温通、化痰,尤重活血通络、理气化痰,具体证治方法如下:

1. 心血瘀阻证

症见:心胸疼痛,痛如针刺,痛有定处,夜间疼痛加剧,厉害时心痛彻背,背痛彻心,或痛引肩背,伴有胸闷,舌质紫暗,有瘀斑,苔薄,脉弦涩。治法:活血化瘀,通脉止痛。用药:川芎、桃仁、红花、赤芍、柴胡、桔梗、枳壳、牛膝、当归、生地等。

2. 气滞心胸证

症见:心胸满闷,隐隐作痛,痛有定处,时欲太息,或兼有脘腹胀闷,得嗳气或矢气则舒,苔薄或薄腻,脉细弦。治法:疏肝理气,活血通络。用药:柴胡、枳壳、香附、陈皮、川芎、赤芍等。

3. 痰浊闭阻证

症见:胸闷重而心痛微,痰多气短,肢体沉重,形体肥胖,伴有倦怠乏力,纳呆便溏,咳吐痰涎,舌体胖大且边有齿痕,苔浊腻或白滑,脉滑。治法:通阳泄浊,豁痰宣痹。用药:栝楼、薤白、半夏、胆南星、竹茹、人参、茯苓、甘草、石菖蒲、陈皮、枳实等。

4. 寒凝心脉证

症见:猝然心痛如绞,心痛彻背,喘不得卧,多因风寒而发病或加重,伴形寒,甚则手足不温,冷汗自出,胸闷气短,心悸,面色苍白,苔薄白,脉沉紧或沉细。治法:辛温散寒,宣通心阳。用药:桂枝、细辛、薤白、栝楼、当归、芍药、甘草、枳实、厚朴等。

5. 气阴两虚证

症见:心胸隐痛,时作时休,心悸气短,动则益甚,伴倦怠乏力,声息低微,面色㿠白,易汗出,舌质淡红,苔薄白,脉虚细缓或结代。治法:益气养阴,活血通脉。用药:人参、黄芪、炙甘草、肉桂、麦冬、玉竹、五味子、丹参、当归等。

6. 心肾阴虚证

症见:心痛憋闷,心悸盗汗,虚烦不寐,腰酸膝软,头晕耳鸣,口干便秘,舌红少津,苔薄或剥,脉细数或促代。治法:滋阴清火,养心和络。用药:生地、玄参、天冬、麦冬、人参、炙甘草、茯苓、柏子仁、酸枣仁、五味子、远志、丹参、当归身、芍药、阿胶等。

7. 心肾阳虚证

症见:心悸而痛,胸闷气短,动则更甚,自汗,神倦怯寒,四肢欠温或肿胀,舌质淡胖,边有齿痕,苔白或腻,脉沉细迟。治法:温补阳气,振奋心阳。用药:人参、附子、肉桂、炙甘草、熟地、山萸肉、淫羊藿、补骨脂等。

胸痹心痛属内科急症,其发病急、变化快,易恶化为真心痛,在急性发作期应以消除疼痛为首要任务,可选用或合并运用以下措施。病情严重者,应积极配合西医救治。

(1)速效救心丸(川芎、冰片等):每日3次,每次4~6粒含服,急性发作时每次10~15粒。功效活血理气,增加冠脉流量,缓解心绞痛。治疗冠心病胸闷憋气,心前区疼痛。

(2)苏合香丸(《太平惠民和剂局方》):每服1~4丸,疼痛时用。功效芳香温通,理气止痛。治疗胸痹心痛,寒凝气滞证。

(3)苏冰滴丸(苏合香、冰片):含服,每次2~4粒,每日3次。功效芳香开窍,理气止痛。治疗胸痹心痛,真心痛属寒凝气滞证。

(4)冠心苏合丸(苏合香、冰片、朱砂、木香、檀香):每服1丸(3克)。功效芳香止痛。用于胸痹心痛气滞寒凝者,亦可用于真心痛。

(5)寒证心痛气雾剂(肉桂、香附等):温经散寒,理气止痛。用于心痛苔白者,每次舌下喷雾1~2次。

(6)热证心痛气雾剂(丹皮、川芎等):凉血清热,活血止痛。用于心痛苔黄者,每次舌下喷雾1~2次。

(7)麝香保心丸(麝香、蟾酥、人参等):芳香温通,益气强心。每次含服或吞服1~2粒。

(8)活心丸(人参、灵芝、麝香、熊胆等):养心活血。每次含服或吞服1~2丸。

(9)心绞痛宁膏(丹参、红花等):活血化瘀,芳香开窍。敷贴心前区。

(10)配合选用川芎嗪注射液、丹参注射液、生脉注射液静脉滴注。

【中医保健措施】

一、未病先防

冠心病的预防是指人群中尚未出现冠心病危险因素或危险因素水平未达到正常范围上限时所采取的措施,以减少人体发病概率和群体发病率。

(1)控制高血压。高血压、高胆固醇血症和吸烟被认为是冠心病发病最主要的三个危险因素。血压升高不但会加速冠心病的发生,而且能加速冠心病的发展和死亡。因此,降压目前已成为预防冠心病的重要环节。预防高血压的重要措施:①限盐:以每日5克左右为宜。②忌多饮酒。③对已患高血压病者实施积极治疗。

(2)降低血清胆固醇。在冠心病防治中,血清胆固醇为主要监测指标;大量临床研究资料表明:冠心病危险因素的下降直接与血清胆固醇水平降低幅度的大小和持续时间有关。较长时间地维持胆固醇于理想水平,可达到预防冠心病的发病或不加重冠心病的目的。因此应对血清胆固醇进行积极治疗,降低胆固醇并保持适当水平,主要依靠合理膳食。在膳食结构上要保持我国传统的低脂肪、多青菜、素食为主的特点,并努力改变低蛋白质、低钙和高盐的缺点,使人群中总胆固醇水平保持在5.2摩尔/升,对胆固醇水平在6.24摩尔/升以上者,应在医生指导下采取药物与非药物疗法,将胆固醇控制在理想水平。

(3)戒烟。吸烟是一个公认的冠心病发病的高危因素,它不仅能引起冠心病的发生、发展,对已有冠心病的患者还能加速其死亡。仅就冠心病猝死的发生率而言,男性吸烟者是不吸烟者的10倍,女性为5.5倍,吸烟的危险性与吸烟开始年龄、吸烟的数量、吸入的深度等呈正相关。因此,要想降低冠心病发生、发展的危险,就必须戒烟。

(4)限酒。过多饮酒是冠心病的易患因素。饮酒可以增加体重及升高收缩压,

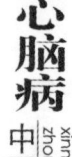

减低左室功能及引起心律失常。对不饮酒者不提倡用少量饮酒来预防心脑血管病;孕妇更应忌酒。饮酒者一定要适度,不要酗酒;男性每日饮酒的酒精含量不应超过20克,女性不应超过15克。

(5)监测血糖。有冠心病危险因素的人应定期检测血糖,必要时测定糖化血红蛋白(HbA1c)和糖化血浆白蛋白。有糖尿病时应口服降糖药或使用胰岛素治疗,将血糖控制在理想范围。

(6)合理的膳食结构。膳食总热量不要过高,以维持正常体重为度。避免经常食用过多的动物脂肪及胆固醇含量高的食物,如肥肉、动物内脏、带壳贝类、软体动物、油炸食品等;提倡清淡饮食,多吃富含维生素的食品和植物蛋白质;要少吃猪油等动物油,而以植物油为主。多吃新鲜水果,多吃豆制品,多吃鱼类,多喝牛奶。

(7)适当的体育锻炼。适当进行体育锻炼,劳逸结合,以保持健壮的身体,如散步、慢跑、打太极拳、打门球等。

(8)积极控制体重。肥胖超重是冠心病的潜在因素,超重30%以上的人冠心病发病率是正常体重者的7倍。

二、既病防变

(一)心绞痛

1. 寒凝心脉

症状:猝然心痛如绞,形寒肢冷,心悸气短,心痛彻背,舌淡暗苔白,脉紧。治法:祛寒活血,通阳宣痹。方药:当归四逆汤加减(当归、桂枝、芍药、细辛、甘草、通草、大枣)。

2. 气滞心胸

症状:胸痛隐隐,痛无定处,每因情志因素而诱发,脘胁胀满,善太息,苔薄或薄腻,脉弦。治法:疏理气机,理气和血。方药:柴胡疏肝散加减(陈皮、柴胡、枳壳、芍药、炙甘草、香附、川芎)。

3. 瘀血痹阻

症状:胸痛如刺,痛有定处,口唇暗滞,舌暗红或有瘀斑,脉弦涩。治法:活血祛瘀,通络止痛。方药:血府逐瘀汤加减(当归、生地黄、桃仁、红花、枳壳、赤芍、柴胡、甘草、桔梗、川芎、牛膝)。

4. 痰浊内阻

症状:心胸痞闷,甚则胸痛,眩晕,恶心纳呆,腹胀,或便溏,舌淡红,苔腻,脉滑。治法:和中化痰,通阳宣痹。方药:栝楼薤白半夏汤加减(栝楼、薤白、法半夏、陈皮、茯苓、甘草、竹茹、石菖蒲)。

5. 心气不足

症状:胸闷心悸,胸痛隐隐,气短乏力,易汗出,头晕,语气低怯,舌淡苔白,脉沉细或数。治法:补益心气。方药:保元汤合甘麦大枣汤加减(人参、黄芪、甘草、肉桂、丹参、麦冬、大枣)。

6. 心阴不足

症状:胸痛时作,心烦少寐,手足心热,盗汗,口干,大便干,舌尖红,苔少,脉细数。治法:滋阴养心,活血通脉。方药:天王补心丹加减(生地、玄参、天冬、麦冬、人参、炙甘草、茯苓、柏子仁、酸枣仁、五味子、远志、丹参、当归、桔梗、朱砂)。

7. 心阳亏损

症状:心悸动而痛,胸闷,遇冷加剧,神倦怯寒,四肢欠温,舌淡胖,苔白,脉沉迟。治法:温补心阳。方药:参附汤加味(人参、附子、桂枝、甘草、茯苓、白术、生姜)。

(二)心肌梗死

1. 气滞血瘀

症状:胸背刺痛,两胁胀满,固定不移,入夜尤甚,心烦不安,舌紫暗有瘀点,脉弦。治法:理气活血,化瘀止痛。方药:血府逐瘀汤加味(当归、生地黄、桃仁、红花、枳壳、赤芍、柴胡、甘草、桔梗、川芎、牛膝)。

2. 痰浊痹阻

症状:胸闷如窒而痛,痰白黏,量多,倦怠身重,纳呆脘闷,苔浊腻,脉滑。治法:理脾化痰,宣阻通痹。方药:温胆汤合栝楼半夏薤白汤化裁(法半夏、陈皮、甘草、枳实、竹茹、生姜、茯苓、大枣、栝楼、薤白、石菖蒲)。

3. 气阴两虚

症状:胸闷隐痛,遇劳加重,心慌心悸,气短懒言,头晕目眩,舌偏红或有齿痕,脉细弱无力或结代。治法:益气活血,滋阴复脉。方药:生脉散合四物汤加减(人参、麦冬、五味子、当归、生地、川芎、芍药、桃仁、红花)。

4. 阳气虚衰

症状:胸痛彻背,感寒尤甚,胸闷气短,心悸自汗,畏寒肢冷,腰酸尿频,面色苍白,爪甲色淡或青紫,舌质淡,脉沉细。治法:温阳散寒,活血祛瘀。方药:肾气丸合丹参饮(桂枝、附子、熟地黄、山萸肉、山药、茯苓、丹皮、泽泻、丹参、檀香、砂仁)。

5. 心阳欲脱

症状:面色唇甲青紫,大汗淋漓,四肢厥冷,少尿无尿,重者神志不清,舌卷,脉微欲绝。治法:敛阴固脱,回阳救逆。方药:参附汤合四逆汤(人参、附子、干姜、麦冬、五味子、黄芪)。

【病后保健】

一、生活调理

1. 合理安排一天的作息

(1)起床。应该缓缓起床,先慢慢坐起来,稍活动一下,再缓缓下床从容地穿衣。如动作过急可引起心率和血压大的波动。

(2)晨起饮水。经过一夜的体内代谢,血液黏稠度增高,这是脑栓塞和心肌梗死的诱发因素。晨起即饮一杯白开水,或喝杯牛奶、豆浆,既可稀释血液,又可保证血液中的代谢废物尽快排出体外。

(3)洗漱。洗漱宜用温水,尤其在冬季,骤然的冷水刺激可致血管收缩而使血压升高。寒冷刺激也是心绞痛发作常见的诱因。

(4)晨练。冠心病患者适当锻炼可改善病情,但运动项目应柔和,如太极拳、健身操、散步、慢跑等。时间不宜过长。动作强度以每分钟心率不超过120次为宜。若在运动中出现心慌、胸闷或头晕时应立即中止。

(5)大小便。排便时切忌急于排空而用力屏气,因用力过猛会使血压骤升而诱发意外。患者应学会排便时的自我放松,轻轻用力。排便体位应取坐式,不宜蹲式,如厕时不可反关卫生间房门,便后不要骤然站起,应双手扶膝,缓缓起立。

(6)外出。尽量不乘公共汽车,因为过度拥挤和嘈杂可致血压升高,心率加快。如距离不远,最好步行。出门的时间要宽裕一些,以免赶急路。

(7)午休。每天午饭后最好睡上半小时至1小时,即使不睡也要小憩一会儿。坚持午休有助于血压保持稳定,对心脏功能差者尤为必要。

(8)晚间活动。晚饭后稍坐一会儿后可走出家门到幽静地散步半小时左右。如有家人陪伴更好,这样会使身心都处于放松状态。

(9)电视和某些娱乐活动。看电视应有选择,可看一些内容轻松、愉快的节目,不要看惊险、恐怖的片子和竞争激烈的体育节目,音量宜小,持续时间不超过2小时。不论看什么节目都不要过于认真而"目不转睛",每看半小时活动一下身体。

(10)洗澡或洗脚。洗澡时水温不宜过高,也不宜在浴池内泡时间过久,以免诱发意外。病情较重的患者洗澡时应有亲属陪护。不宜在饱餐或饥饿时进行,水温勿过冷过热,时间不宜过长,门不要上锁,以防发生意外。每天临睡前可用热水洗脚,同时按摩双脚和下肢有助于改善下肢血液循环,降低血压。

(11)性生活。体质较好、病情又不严重的冠心病患者,可以有性生活,适时、适度的性生活不仅对患者无损,还可解除患者因禁欲而产生的精神抑郁与焦虑感,能恢复患者的自信心与勇气。但血压高于180/毫米汞柱或近期有心绞痛发作或处于心肌梗死恢复,在并发心力衰竭尚未控制时应暂停过性生活。即使可过性生活,冠心病患者在性生活中动作也宜轻柔宜缓不宜急,宜短不宜长。

2.适应季节气候变化

(1)预防寒冷。冬季是冠心病患者发病率最高的季节。要多注意保暖,及时增加衣服。早上不要太早起床,等待太阳将升起的时候起来。外出时穿上大衣和保暖性强的鞋,戴上帽子、围巾,防止冷空气刺激冠状动脉。具体的保健方法是:注意做好保暖尤其是胸部的保暖,适当穿戴暖和一些,室温以18~20℃为宜。冬季要尽量避免外出旅游,即使要外出也应随身携带急救药品,如硝酸甘油、速效救心丸、硝苯地平等,并且注意标明存放处,以便自己和他人拿取急用。要保持一个好的心境,如情绪乐观、睡眠充足等。参加力所能及的体育锻炼,如散步和打太极拳等。遵照医嘱按时服药,如果病情有变化应及时就医,以免发生意外。

(2)过好夏季。夏天,冠心病患者的住所要坚持每天开窗换气,保持室内空气新鲜。注意防暑降温,但不要在电扇前直接吹风,使用空调时不要把温度调得太低。

(3)最好不要做憋气的动作,如用力解大便、手提重物等,以避免诱发冠心病。

三、饮食调理

1. 合理安排每日的膳食

每日的膳食可量化为:油 25~30 克,盐 5 克,奶类及奶制品 300 克,大豆类及坚果类 30~50 克,畜禽肉类 50~75 克,鱼虾类 50~100 克,蛋类 25~50 克,蔬菜类 300~500 克,水果类 200~400 克,谷、薯及杂豆类 250~400 克,水 1 200 毫升。提倡营养均衡饮食。多食富含维生素和粗纤维的食物,如新鲜蔬菜、粗粮和植物蛋白质如豆类及豆制品,多食不饱和脂肪如豆油、菜籽油、麻油、玉米油等。少进刺激性饮食如咖啡、浓茶、生姜、辣椒等。

2. 饮食有度

在平衡营养的同时,还要注意饮食不能过量,以七八分饱为宜。适当节食可使机体处于半饥饿状态,这样做不仅可以减轻肠胃的负担、延缓衰老,还可预防肥胖、糖尿病、高血压病等的发生。严禁暴饮暴食,以免诱发心绞痛或心肌梗死。如有高血压或心功能不全,还应严格限制钠盐摄入量。应避免经常食用过多的动物性脂肪和含胆固醇较高的食物,如肥肉、肝、脑、肾、肺、猪油、蛋黄、蟹黄、鱼子、奶油等,以食用低胆固醇、低动物性脂肪食物,如鱼肉、鸡肉、各种瘦肉、蛋白、豆制品等为宜。

3. 食物疗法

(1)韭白粥:韭白 30 克,粳米 100 克。韭白洗净,粳米淘净。韭白、粳米放入锅内,加清水适量,用武火烧沸后,转用文火煮至米烂成粥。每日 2 次,早、晚餐食用。

(2)玉米粉粥:玉米粉50克,粳米100克。粳米洗净,玉米粉放入大碗内,加冷水调稀。粳米放入锅内,加清水适量,用武火烧沸后,转用文火煮至米九成熟,将玉米粉糊倒入,边倒边搅,继续用文火煮至玉米烂成粥。每日2次,早、晚餐食用。

(3)木耳烧豆腐:黑木耳15克,豆腐60克,葱、蒜各15克,花椒1克,辣椒3克,菜油适量。将锅烧热,下菜油,烧至六成热时,下豆腐,煮十几分钟,再下木耳翻炒,最后下辣椒、花椒、葱、蒜等调料,炒匀即成。每日1次。

(4)芹菜红枣汤:芹菜根5个,红枣10枚,水煎服,食枣饮汤。每日2次。

(5)山楂玉面粥:红山楂5个,去核切碎,用蜂蜜1匙调匀,加在玉米面粥中服食。每日服2次。糖尿病患者应禁食蜂蜜。

(6)海带粥:水发海带25克,与粳米同煮粥,加盐、味精、麻油适量,调味服食。每日早晨服食。

(7)菊花山楂饮:菊花、生山楂各15~20克,水煎或开水冲浸,每日1剂,代茶饮用。

(8)柠檬玉面粥:柠檬1个,切成片,用蜂蜜3匙浸透,每次5片,加入玉米面粥内服食。每日服2次。糖尿病患者应禁食蜂蜜。

4. 蜂蜜与草药验方

(1)蜂蜜银杏粉。蜂蜜100克,银杏粉或银杏叶粉50克。将银杏粉调入蜂蜜中,每次用10克,日服3次,15天为1个疗程。

(2)蜂蜜鲜李子。蜂蜜30克,鲜李子50克。将鲜李子洗净,水煎20分钟,去渣取汁,兑入蜂蜜后煮沸,离火,此为一日量,分2次服下。

(3)蜂蜜青柿子。蜂蜜2千克,七成熟青柿子1千克。将去了蒂、柄的青柿子切碎、捣烂,榨汁,倒入砂锅,先以武火煎一会,然后改用文火收稠液体,加入蜂蜜后熬至浓稠,冷却后装瓶备用。每次1汤匙,每日3次,用开水冲服。

(4)蜂蜜首乌丹参汤。蜂蜜、首乌、丹参各25克。先将首乌、丹参用水煎,去渣取汁,加入蜂蜜并搅拌均匀。分3次服用,每日1剂。

(5)蜂蜜姜汁。蜂蜜30克,生姜汁1汤匙。将蜂蜜、生姜汁用温开水调匀,顿服,此方适用于冠心病心绞痛。

5. 慢性心力衰竭的冠心病患者平时饮食注意事项

慢性心力衰竭是大多数冠心病患者终将经历的病程,在这种情况下营养治疗的目的是在控制体内水分和钠的潴留,减轻心脏负担,避免再次发生心绞痛、心肌梗死的前提下,为患者提供适当营养,促进康复。那么,对于心力衰竭的患者而言,饮食方面的讲究如下:

(1)盐的限制。未使用利尿剂的患者常常需要较严格地限制盐分的摄入,因为体内每增加7克钠会同时潴留1000毫升的水分,加重循环的压力。因此,心力衰竭的患者每天摄入的食盐应不超过3克(约相当于一节食指的体积)。

(2)水的问题。如果能够严格限盐,通常不必再严格限水,可以每天摄入1000～1500毫升的水。同时,饮水的时机也当有所讲究,冠心病患者由于夜尿增多、进水量过少等原因可致早晨血液浓缩、循环阻力增高、血小板活性增高,容易诱发急性心肌梗死,故若能于每晚睡前及晨间各饮一杯(250毫升)温开水,可使血黏度大大降低,流速加快,有效地预防和减少心绞痛及心肌梗死的发生。

(3)保持素淡的饮食,避免高脂肪食物。进食高脂肪的食物之后很容易诱发心绞痛,所以要求患者的饮食保持素淡,不要过多吃炒菜以减少烹调油的用量,代之以拌、煮、氽、烩等方式。

(4)保持电解质平衡,适当进食蔬菜和水果。果蔬含有人体需要的各种电解质和一些食物利尿成分,能帮助身体排出不需要的水分和盐分,另外,它们还有助于保持大便的通畅。来自奶、豆、果蔬等食物的钙和镁一方面能增强心肌的收缩性,一方面还可以预防缺镁引起的洋地黄类药物中毒反应。

6. 多吃黑木耳

黑木耳素有血管"清道夫"的美誉。现代科学研究还发现,黑木耳有降血脂、降血糖、降血压、降低血液黏稠度、软化血管等作用,从而达到防治冠心病等目的。

四、运动调理

运动疗法是冠心病康复治疗的关键部分,需要制订一定的运动程序,按运动处方进行,通过康复运动可以起到改善心脏功能储量、改善症状、增加冠脉血流量,促进侧支循环等作用。

1. 运动处方

冠心病患者的病情及心功能状态因人而异,运动处方应个体化,为每个患者制订符合个人情况的运动方案。

(1)运动类型:包括跑步运动、扩展运动及阻力运动。常有快走、慢跑、游泳、踏车运动及保健操等,最好采用有功率计的踏车,便于掌握运动强度。

(2)运动持续时间:冠心病患者的运动时间一般以20～40分钟为宜。病情较重者可采用间歇运动疗法。

(3)运动频率:运动频率通常是3～5次,视运动的强度进行适当的调整。

(4)进展速度:通常分为开始锻炼期、增强锻炼期及维持锻炼期,心绞痛患者在症状稳定后开始训练,至少要参加每周3次的康复运动程序,才有明显效果。

2. 规律运动一三五七法

一:每天锻炼一次;三:每次至少30分钟;五:每周至少运动5次;七:运动时心率=170－年龄。

3. 正确选择运动时间

上午6时至9时是冠心病和脑出血发作最危险的时刻,发病率要比上午11时高出3倍多。另外,人体在上午时交感神经活性较高,随之而来的是生物电不稳定性增加,易导致心律失常,可能出现室颤,引起猝死。另外,人的动脉压在上午较高,增加了动脉粥样硬化斑块破裂的可能性,导致急性冠脉综合征的发作。所以,进行体育锻炼时,要避开心血管事件"高峰期",将运动时间安排在下午及傍晚进行比较适宜。

五、情绪调理

不良情绪会让心脏受到伤害,为了保证心脏的健康,人们可以用哭泣来释放心中的压力和缓解不良情绪。总之,对冠心病患者和一些老年人,千万要调整好自己的心态,学会放松自己从而预防疾病的发生。

改善急躁,保持心态平和的具体方法有:

(1)注意自己的行为:放慢节奏,保持平和,降低音调,注意聆听,善于理解,保持微笑。

(2)选择环境:定时自我放松,一般20分钟即可。不看描写暴力行为的电影,多看喜剧、听听音乐。工作不要给自己加码,多与人聊天,友好待人,多一点人情味。

(3)经常问问自己,哪些事情该制止,久而久之,自然牢记心中。

(4)每天回忆一下,今天出了什么事,从中总结经验教训。

(5)当觉得自己要发火时进行自我暗示地放松。

(6)回避易引起强烈情绪反应的人与事。

(7)培养艺术修养,如绘画、垂钓、跳舞等,使紧张的思想和肌肉得到放松。

(8)交几个知心朋友,交流感受与心得,在朋友的笑声中,使你变得大度。

(9)强制休假。

大量研究表明,循环系统的心身疾病是心身疾病中最常见的病种之一,而心理冲突和行为因素是冠心病发生发展的重要因素。随着冠心病发病率的增加,人们对冠心病存在不同程度的恐惧心理,一旦确诊为冠心病或发生过心肌梗死后,其心理压力更大,常出现下列3种类型的心理反应:①焦虑、忧愁、苦闷甚至绝望;②妄想、强迫、猜疑等,容易把正常的生理过程看成是疾病的恶化;③丧失战胜疾病的信心,被动服从治疗或拒绝治疗,害怕重返社会充当正常的社会角色。大量研究证明,心理行为治疗对冠心病患者康复的效果是肯定的,常用的心理行为治疗方法:

(1)说理疏导法:医务人员用劝导、启发、消除顾虑等方法,帮助患者改善心境,提高信心。

(2)暗示疗法:通过积极的暗示促进患者的康复。

(3)自我控制疗法:包括对环境的控制和个人行为的调节。

(4)松弛疗法:通过舒适安静的环境、深慢呼吸、放松全身肌肉等来达到治疗目的。

(5)生物反馈疗法:借助现代化的电子仪器、放大一定的生理信息,通过听觉或视觉的形式显示出来,通过训练后控制或矫正异常的生理反应。

(6)其他：有音乐疗法、疏泄疗法等。

六、保健疗法

1. 自我推拿保健法

治疗冠心病除了按医嘱服用药物治疗外，辅以自我按摩疗法，能起到行气活血的作用，促进血液循环。若能长期坚持锻炼，对冠心病的康复大有裨益。

(1)摩胸开郁：将右手掌面贴于左胸前(心前)，做顺时针方向揉动，连续3分钟。操作时，右手的压力要适中，头端平，目平视，舌抵上腭，呼吸保持均匀。可起到宽胸理气、解郁除烦的作用。

(2)按穴舒心：①将右手拇指的桡侧端放在左屋翳穴上(左侧乳头直上第二肋间)，做顺时针方向揉动，共50次；②将右手中指指端或螺纹按放在左辄筋穴上(左侧乳头向左旁开，在腋前线上)，做顺时针方向揉动，共50次；③将右手中指指端或螺纹面按在左渊穴上(左侧乳头向左旁开，在腋中线上)，做顺时针方向揉动，共50次。有宁心除烦、镇静安神之功。

(3)揉关强心：两肘微屈，双前臂置于腹前，平脐。将右手拇指螺纹面按放在左侧内关穴上(掌侧面，腕横纹向上三横指的两筋之间)，做前后方向的按揉，共50次。左右手交换，继续按揉右内关穴50次。操作时，需呼吸自然，头端平，目视，舌抵上颚。按穴时，要有轻微酸胀感，有强心宁神、宽胸利气的作用。

(4)擦腰壮体：双手握拳，拳背紧贴在腰部脊柱两侧。以肘关节的屈伸动作，使拳背在腰部脊柱两侧上下移动。一上一下为一次，共50次。操作时，身体稍向前倾，目视2米处。有治表固本、健肾补体的作用。

(5)揉丹运气：将左手掌紧贴下腹部处，右手掌加压在左手背上。随着深呼吸，手掌在腹部上下移动，即吸气时，手掌自下(耻骨联合上)向上(脐部)缓慢移动；呼气时，手掌自上(脐)向下(耻骨联合)缓慢移动，上下为一次，共30次。能起到宽胸解郁、培补元气的作用。

(6)动肩扩胸：①双肩外展，肘、腕、手诸关节自然下垂，手背朝向前方。②双肩关节同时做外展动作，使前臂自身体前方向上直至与耳相平。当手向上运动时，做吸气运动。③双肩关节同时做内旋动作,使上举的两手变为下垂势,即恢复到第一步时的姿势。动作过程中,同时进行呼气运动。④双肩展动,一上一下为1次,共30次。有扩胸除满、改善呼吸的作用,对保护肩关节功能也极有益处。

2. 呼吸、点穴、捶胸法

(1)呼吸法:平卧,双手下垂并于髂部,双足并拢平伸,调整呼吸,平心静气,无杂念,闭嘴,深吸气至腹部,内守片刻,待气运行过丹田至心脏,然后张口长呼气,一呼一吸为一息,连续做7息,每日早晚各做1次。本法可使人精神内守,气贯经脉,提高心肺功能。

(2)点穴法:选用内关、外关、足三里,用大拇指和中指按压内关、外关穴,按顺、逆时针方向各按摩10次;然后按摩足三里穴,顺、逆时针方向各10次,每个穴位按压3分钟。可通过经气传导提高人体免疫功能和心脏功能,调节胃肠蠕动,强身健体。

(3)捶胸法:端正站立,双足分开与肩平行,双手五指收拢成空拳,右手轻轻击打左胸,左手轻轻击打后腰背,然后双手交换进行击打。连续击打32次,不可用力过大、过猛,快慢由其体力而定,以舒适为度。本法可通经活血,保持冠脉血运正常,以防冠脉供血不足的发生。

以上三法一日内的安排为:呼吸法在早上起床前及晚上入睡前进行,点穴法及捶胸法在上、下午各做1次。同时应注意生活规律,每日坚持锻炼,饮食要清淡,情绪要稳定。

七、预防宣传教育及冠心病易患因素的控制

预防宣传教育的内容是康复程序的重要组成部分。要使患者及其家属懂得,运动性康复训练可以增加心血管的功能和减少心肌氧的消耗,而日常的体力活动对于保持康复训练的效果也是很重要的。另外,给患者及其家属提供一个良好的学习机会,从而使患者易于改善并保持健康的生活规律,主动同心脏疾病作斗争,减轻悲观失望的心理状态,增强生活信心,最终提高生活质量。

冠心病易患因素的控制:流行病学调查资料表明,具有冠心病易患因素的人,

其冠心病发病危险性很大。易患因素的程度越严重,患病的可能性越大,若几种易患因素同时存在同一个体时,则使危险性增大几十倍,因此,对易患因素要全面控制。

(1)高血压的控制:除药物外,控制体重,减少盐的摄入量,戒烟酒,增加体力活动。

(2)改善膳食习惯:①减少胆固醇的摄取(每天不超过300毫克)。②少吃肥肉、动物油、高脂奶品、蛋黄以及动物内脏等食品。③少吃糖等简单的碳水化合物。④多吃新鲜蔬菜及水果、豆制品及植物油。⑤限制钠的摄入,每人每天应在5克以下。⑥控制总热量,使体重维持在标准水平,避免过饱。

(3)戒烟:戒烟可减少复发,包括20%～25%的致死性复发。

(4)治疗糖尿病,控制饮食。

(5)用肠溶阿司匹林等药减少血小板凝集,改善血液黏稠度,防止血栓形成。

八、治疗误区

患者有以下几种不正确的做法。

1. 仅凭有临床症状才用药

有些患者仅凭有临床症状才用药,往往没有认识到冠心病是终生疾病。只要无心绞痛症状,便自认为是已病愈,故不能坚持长期有效的治疗。

2. 滥用药物或疗法

有些患者滥用一些不肯定药物或疗法,如采用一些无依据的所谓单方或某一种理疗等,甚至停用一些已肯定有效的药物治疗,自己给自己治病,而不去医院看病。有些患者只图药费便宜,尤其在病情不稳定的时候,仅仅使用一些药效不稳定或性能不可靠的药物,致使病情控制不力。

3. 过度担心药物的副作用

有些患者自己看药物说明书用药,分不清主要与次要,过分担心药物的副作用,不愿意承担极少副作用的影响,反而承受了不能有效控制病情的巨大风险,使冠心病这颗定时炸弹存在着随时引爆的危险。

4. 药物与保健不分

有些患者混淆有效药物与保健的关系,以为吃药了就不用注意日常生活调理,平时忽视了改善生活方式和生活习惯,轻视了长期预防冠心病的观念。

5. 不愿意接受先进的疗法

有些冠心病患者以缺血为主,而且药物治疗效果不佳时,往往不太愿意接受先进的介入或手术治疗;而当心肌梗死发生后,常常又错过了最佳的治疗时期,或者在心肌梗死区内已无存活心肌的情况下,反而滥用介入或手术治疗等。

(徐桂琴 徐松龄)

第六章 老年性痴呆

老年性痴呆是指老年期发生的以慢性进行性智力衰退为主要表现的一种神经精神疾病。早期症状是近事遗忘,性格改变,多疑,睡眠昼夜节律改变;进一步发展则远近记忆均受损,出现计算力、定向力和判断力障碍,或继发其他精神症状,个性改变及自制力丧失。现代医学认为这种改变是由于脑神经细胞本身的原发性变化或萎缩所引起的。

老年性痴呆可分为阿尔茨海默病(Alzheimer disease,AD)、血管性痴呆(vascular dementia,VD)和混合性痴呆,其中AD最为常见,约占70%。老年人一般指60岁以上(WHO定义65岁以上为老年人)的人。老年人口中,痴呆的患病率占总人口的4%~5%,80岁以上的老年人可占17%~20%。

随着人口老龄化的进程,老年性痴呆的发病率越来越高。中国11个城乡普查结果显示:60岁以上人口中AD患病率为238/10万人口。AD作为老年性痴呆的主要类型,是继心脏病、癌症、中风之后的第四位致死原因。欧美国家的统计表明,60岁以上老年人6%~12%发生痴呆,85岁以上的老年人则有20%~40%发生痴呆,其中半数以上为老年性痴呆。据统计,全球有超过2000万的人患有老年性痴呆。最近,由北京协和医院牵头,全国6个城市10个中心的109名医师参加了对42890名老年人进行的流行病学调查。调查结果表明,我国北方地区65岁以上居民痴呆患病率为6.9%,其中老年性痴呆为4.2%,血管性痴呆为1.9%。我国南方地区65岁以上居民痴呆患病率为3.9%,其中老年性痴呆为2.8%,血管性痴呆为0.9%。估计我国现有痴呆的老年患者超过400万,其中老年性痴呆约占1/3。2000年我国60岁以上的人口达1.3亿,占人口总数的10%;到2020年将达到2.3亿,占人口总数的20%以上。老年人口的不断增加使老年性痴呆患者的人数大幅度上升。据预测到2030年,全球患老年性痴呆的人数将达到6000万,仅我国就将有1200万。

老年性痴呆的原因至今仍不清楚,其诱因主要包括以下几个方面:

(1)年龄因素:在65岁前发病者属早老性痴呆,65岁之后发病者为老年性痴呆。年龄每增加10岁,患病率增加1倍。

(2)文化程度:文化程度越低,文盲比例越大,痴呆的发生者越多。农村患者明显比城市患者多。

(3)缺乏维生素B_{12}:维生素B_{12}缺乏会影响脑细胞的代谢。

(4)金属铝:金属铝在脑内蓄积过多,可能导致老年性痴呆。

(5)长期生闷气:长期的各种各样的精神刺激,特别是各种原因造成的生理上、心理上的缺陷致使精神经常处于抑制状态,可能导致老年性痴呆。

(6)长期饱食:因摄入的总热量远远超过机体的需要,致使体内脂肪过剩,血脂增高,导致脑动脉粥样硬化,有一种被称为"纤维芽细胞生长因子"的物质在大脑中明显增多,被认为是引起脑动脉硬化的重要因素。

(7)相关疾病:①脑血管病(俗称中风)。患者发生脑梗死的次数越多,形成痴呆的可能性越大。积极预防中风的危险因素,如高血压等,是预防痴呆发生的有效措施。②糖尿病。在病因分析中发现,糖尿病患者由于胰岛素的相对分泌不足,可致细胞内缺糖而引起神经组织营养不良;还可致血脂代谢障碍,引起脑动脉硬化和神经细胞变性,功能减退,而导致痴呆的发生。③神经系统病。中枢神经系统的感染和炎症也是诱发痴呆不容忽视的致病因素。④毒性物质的影响,例如酒精中毒、一氧化碳中毒、药物中毒等。⑤头部外伤。

【中医认识】

老年性痴呆属中医"痴呆""眩晕""健忘""失眠"等范畴。中医认为老年性痴呆是老年人随着年龄的增长,脏腑功能渐衰,精、气、神受损所致,正所谓"高年无记忆者,脑髓渐空"。历代医家对脑的功能多有论述,对痴呆的症状、发病机制、防治方法早有记载。

《内经》中曰："脑为髓之海""髓海不足，则脑转耳鸣，胫酸眩冒，目无所见，懈怠安卧"。《灵枢·海论》中说："脑为髓之海""髓海有余，则轻劲多力，自过其度，髓海不足，则脑转耳鸣，腰酸眩晕，目无所见，懈怠安卧"。《医方集解》中指出："人之精神与志皆藏于肾，肾精不足则志气衰，不能上通于心，故迷惑善忘。"《类证治裁·健忘论治》中云："惟因病善忘者，或精血亏损，或思虑过度，或精神短乏，或上盛下虚，或上虚下盛，或心火不降，肾水不升，神明不定，或素有痰饮，或痰迷心窍，或劳心诵读、精神恍惚，或心气不足、怔忡健忘，或禀赋不足、神志虚扰，或年老神衰。若血瘀于内而善忘如狂。"明代李时珍所著《本草纲目》中有"脑为元神之府"的记载，明代《景岳全书·杂病谟》有"癫狂痴呆"专篇，观察到本病有"千奇百怪，变异不常"的特点，陈士铎所著《辨证录》中有"呆病门"篇章，认为本病发病的病机主要是肝郁乘脾，胃衰痰生，积于胸中，弥漫心窍，神明受累，髓减脑消。提出开郁逐痰，健胃通气的治法，创立了洗心汤、转呆丹等方剂沿用至今。清代王清任更有"灵机记性不在心，在脑"之说，王清任还指出："年老多瘀或久病气血虚弱，运行不畅，或因正气亏虚，脏腑气机失调，均可累及脑络，使气血不能上荣于脑，精神异常，智力减退而发病。"清代陈士铎认为"呆病之成，必有其因……痰积于胸中，盘居于心外，使神明不清，而成呆矣"，并明确指出"治呆无奇法，治痰则治呆"。

中医对老年性痴呆的病因病机，大致概括为以下几个方面：

1. 脑髓空虚

脑为元神之府，神机之源，神明之用，脑髓空虚则心无所虑，神无所依而致善忘、呆傻愚笨。

2. 肾精亏虚

肾主骨生髓而通于脑，肾精亏虚，脑髓失充，神机失用而致善忘、智能低下、动作笨拙。

3. 气血不足

心主神明，为君主之官，如年迈久病致气血亏虚，或活血化瘀药久服耗气伤阴,血不养心则神明失养,神机不用而发呆傻愚笨、性情改变。

4. 痰瘀痹阻

情志所伤,气机郁滞,气滞则血瘀,积瘀易成痰,痰瘀痹阻脑脉,脑脉不通,脑气与脏气不相顺接,则出现神情古怪,易哭易笑及呆傻愚笨。

总之,痴呆的发病概括为虚、痰、瘀三字。虚指脑髓空虚、肾精亏虚、气血亏虚,痰指风痰或痰浊,瘀指瘀血。三者中主要是"虚",而"痰""瘀"是在脑髓空虚、肾精亏虚的本虚基础上,表现出痰或瘀的标实证。痴呆的主要病机是髓减脑消,神机失用。病位主要在脑,与心、脾、肝、肾有关。

中医治疗痴呆为虚证补之——补虚益损(补益脾肾,填精补髓益脑),实证泻之——解郁、涤痰、活血(疏肝解郁,健脾化痰,活血化瘀),结合移情易性、心理治疗;加强智力、体育锻炼等。具体分证论治如下:

1. 髓海不足

症见头晕耳鸣,记忆力、计算力减退,喜卧,齿脱发白,腰酸腿软,步行艰难,舌瘦色淡,苔薄白,脉沉细弱。治法:补肾益髓,填精养神。方药:七福饮。若髓海不足,可加血肉有情之药鹿角胶、龟板胶、阿胶、紫河车;若肾精不足,水不制火而心火妄动,见言行不经,心烦不寐,可用知柏地黄丸加丹参、莲子心、石菖蒲、郁金以清心宣窍。

2. 脾肾两虚

症见表情呆滞,沉默寡言,记忆力、计算力减退,语音含糊,伴腰膝酸软,肌肉萎缩,气短乏力,纳呆、流涎或四肢不温,腹痛喜按,五更泄泻,舌淡胖,苔白,脉沉细,尺脉尤甚。治法:补肾健脾,益气生精。方药:还少丹。若脾肾阳虚,也可用右归丸加淫羊藿、益智仁、石菖蒲、远志;若肝肾阴虚见腰膝酸软,颧红盗汗失眠,舌红少苔,可选用左归丸加女贞子、夜交藤、炒酸枣仁、远志。

3. 痰浊蒙窍

症见表情呆钝,智力衰退,或哭笑无常,喃喃自语,或终日无语,呆若木鸡,伴纳差,脘腹痞满,痰多或流涎,头重如裹,舌淡苔白腻,脉细滑。治法:健脾化浊,豁痰开窍。方药:洗心汤。若脾虚明显,可重用党参、茯苓,加黄芪、白术、淮山药;若痰浊重,加胆星、莱菔子、全栝楼、贝母、白豆蔻。若痰火扰心,症见心烦躁动,言辞颠倒,哭笑无常,用转呆丹加减。

4. 瘀血内阻

症见表情迟钝,言语不利,善忘易惊,或思维异常,行为古怪,伴肌肤甲错、面色晦暗,舌暗有瘀点或瘀斑,脉细涩。治法:活血化瘀,开窍醒神。方药:通窍活血汤。若久病气血不足,加熟地、当归、党参、黄芪;若气滞肝郁化火,见头痛、面红目赤、口干苦,用天麻钩藤饮加丹参、赤芍、川芎。

【中医保健措施】

一、未病先防

(一)预防和治疗诱发因素

研究表明,老年性痴呆诱发因素有免疫功能低下、病毒感染、过多使用铝制品、钙离子含量过低、文盲、缺乏体育及脑力锻炼、情绪抑郁和独居等。预防措施主要有以下几个方面:

(1)有细胞免疫功能低下者,应考虑采用免疫调节剂或免疫增强剂。

(2)积极防治病毒感染。

(3)尽量避免或减少使用铝制餐具。

(4)对低钙者,适量补充钙剂。

(5)老年人生活应有规律,不可剧烈多变,戒烟、戒酒。

(6)加强体育锻炼:根据个人的特点、兴趣、体质条件选择适宜的锻炼方式,如散步、慢跑、太极拳、按摩、气功、推拿等。

(7)调养精神,悦心养性:与子女生活在一起,不脱离家庭、不脱离社会。

(8)警惕摄铝过多:①一些食品添加剂中常有铝,如家用酵母粉、盐汁食品固定剂、干酪和苏打饼干,不可长期或过多食用。②地表水含铝并不多,但严重的酸雨可使地质中的铝溶化进入饮水中,从而造成人们过多摄入铝。③经常将过酸、过咸的食物放在现代铝制烹饪炊具中过久,就会使铝深入食物而被吸收。

(二)注意饮食营养

应注意三定、三高、三低。三定即定时、定量、定质;三高即高蛋白质、高不饱和脂肪酸(如食用麻油、豆油、菜籽油)、高维生素(如多食新鲜蔬菜和水果);三低即低脂肪(少食肥肉、猪油、牛油、奶油等)、低热量、低盐。

1.多吃健脑益智食物

痴呆患者脑部的DHA不饱和脂肪酸的水平偏低,而鱼肉尤其是金枪鱼中,这种脂肪酸的含量很高。有健脑作用的食物有很多,例如:①豆制品,如黄豆、绿豆、豆芽菜;②鱼类;③水果,包括苹果、葡萄、桂圆、荔枝、刺梨和香蕉;④果壳类,如核桃、花生、杏仁、栗子;⑤菌类,如香菇、银耳、黑木耳;⑥莲子、桑葚、枣。经常给老年人食用有健脑作用的食品,可延缓衰老,健脑益智。其中具体应用条件和功用如下:

核桃:含有丰富的不饱和脂肪酸——亚油酸,被机体吸收后能改造成脑细胞的组成物质。

芝麻:可补肾益脑、养阴润燥,对肝肾精气不足兼有口舌干燥、肠燥便秘等症状较为适宜。

莲子:可补脾益胃、养心安神、益智健脑,兼能益肾固精。

黄花菜:可治疗老年性痴呆,并可改善肝肾阴虚、血虚引起的健忘、失眠、烦躁、眩晕头痛、心悸等病症,是养脑、增强记忆的好食物。

花生:有明显的抗衰老作用,多食可延缓脑功能衰退,抑制血小板凝聚,防止血栓形成,降低胆固醇,预防动脉硬化。

大枣:可养血安神、补养心脾。对于心脾气血两虚的痴呆患者较为适宜。

桑葚:治疗肝肾亏损、心脾气血双亏的痴呆患者尤为适宜。

桂圆肉:对治疗老年性痴呆、心脾气血两虚者有益,同时有助于防治畏寒乏力、面足水肿者。

葡萄:对于老年性痴呆气血虚弱的患者较为适宜。

荔枝:对治疗痴呆心脾气血两虚,兼有胃阴不足、心烦口渴的患者较为适宜。

松子:用于防治老年性痴呆,尤其适用肝肾精亏伴肺燥阴虚者。

山楂:常用于治疗老年性痴呆兼有高脂血症、糖尿病者。

鱼:多吃鱼对预防老年性痴呆有好处。因为痴呆患者脑部的DHA不饱和脂肪酸的水平偏低,而鱼肉尤其是金枪鱼中脂肪酸的含量很高。

2. 不吃对智力有损害作用的食品

长期的生活实践和研究表明,许多食品可损害智力,老年人应当加以避免。

(1)烟。吸烟可使脑内小动脉收缩狭窄,加速动脉硬化,影响大脑的血液供应,所以吸烟与血管性痴呆的发生有着密切的关系。

(2)酒。酒中含有乙醇,少量饮酒如少量饮用葡萄酒可促进血液循环,对心脑血管有益。但是大量饮酒可严重损害大脑组织和神经组织,出现神经障碍甚至酒精性痴呆。据统计,3年以上过量饮酒者50%以上可见智力下降。

(3)糖精及高糖食品。糖精含有不少的糖精钠、氨化合物等,多食可产生末梢神经炎和大脑受损。过多食用高糖食品可使人体呈酸性体质,脑细胞在酸性环境中易发生水肿,使接受和输出信息的功能下降,从而影响人的智力。高糖可加重原有的糖尿病,使动脉硬化,可使血管性痴呆的患病率增加。

(4)含铅食品与含铝食品。含铅食品多指利用加热、加压的膨化食品器加工的食物,如爆米花。铝会影响人的大脑细胞和神经系统。不宜长期服用含铝高的食物。

3. 注意保持良好的心态

有的老年人因腿脚不方便而很少与人交流,长此以往性格就会渐渐地变得孤僻,遇到矛盾容易发怒、生气。有研究显示,老年性痴呆与长期精神忧郁有关系,所以老年人要常常与别人沟通,遇到不愉快的事情要冷静应对,保持良好的人际关系,避免总是唉声叹气。

4. 痴呆自测

老年性痴呆要尽早发现,才能有效预防和控制其病情发展,获得最佳治疗

效果。日本学者吉泽勋制订了一套比较简单易行的痴呆预知自测法,列出了以下25种痴呆预知现象:

(1)几乎整天和衣躺着看电视。

(2)什么兴趣爱好都没有。

(3)没有一个可以亲密交谈的朋友。

(4)平时讨厌外出,常常闷在家里。

(5)日常生活中没有属于自己做的工作或在家庭中不起什么作用。

(6)不关心世事,不读书看报。

(7)觉得活着没什么意思。

(8)懒得活动,无精打采。

(9)讨厌说和听玩笑话。

(10)有高血压或低血压。

(11)平时尽发牢骚或埋怨。

(12)把"想死"作为口头禅。

(13)被人说成神经过敏,过分认真。

(14)过分忧虑。

(15)经常焦躁,易发脾气。

(16)对任何事情都不会激动,无动于衷。

(17)什么事若非亲自动手,便不放心。

(18)不听别人的意见,固执己见。

(19)沉默寡言。

(20)配偶去世5年以上。

(21)不轻易对人说"谢谢"。

(22)老讲自己过去值得自豪的事。

(23)对新的事物缺乏兴趣。

(24)什么事都要以自己为中心,否则心不平。

(25)对任何事都缺乏忍耐。

有15种以上符合个人目前的情况,患痴呆的可能性很大。

有8～14种符合个人目前的情况,应加以注意。

有1～7种符合个人目前的情况,可暂放宽心。

以上方法对痴呆的早期诊断有很大帮助。一旦有了相关自测结果,应找神经内科医生咨询。最终的诊断必须由医生来确定。

二、既病防变

1. 肾精亏虚

症状:善忘,腰膝酸软,耳鸣、耳聋、耳轮萎枯,盗汗,齿动发脱,阳痿,尿后余沥或夜尿频多,舌瘦红干多裂纹,苔薄白、少苔或无苔,脉细数。治法:补肾填精。方药:补肾益髓汤(熟地、山萸肉、山药、龟胶、河车粉、猪脊髓、石菖蒲等)。偏肾阴不足者加生地、何首乌、甘枸杞、制黄精、女贞子滋养肾阴;偏肾阳不足者用巴戟天、淫羊藿、锁阳、肉苁蓉等温补肾阳。

2. 痰浊阻窍

症状:善忘,表情淡漠或寡言少语,反应迟钝,嗜睡,痰多而黏,鼻鼾痰鸣,头身困重,体胖臃肿,舌苔腻或腻浊,舌胖大多齿痕,脉滑或濡。治法:涤痰开窍。方药:洗心汤(人参、茯神、酸枣仁、半夏、陈皮、神曲、甘草、附子、石菖蒲)。若中焦蕴蓄痰热,兼见心烦焦虑或抑郁者,可加山栀、川连清热除烦;若有痰瘀互结可加桃仁、川芎、归尾化瘀通络。

3. 瘀血阻络

症状:善忘,面色晦暗,口唇紫暗,爪甲青紫,身有痛处不移,痛如针刺,舌暗有瘀点、瘀斑或舌下脉络瘀张青紫,脉涩或结代。治法:祛瘀通络。方药:桃红四物汤(桃仁、红花、川芎、当归、赤芍)。有肢体震颤、麻木明显者加熟地、首乌、杜仲、羚羊角粉;头痛者加白芷、夏枯草。

4. 肝阳上亢

症状:善忘,性情急躁易怒,面部潮红,头晕,目眩目胀,耳鸣如潮,口苦咽干,筋惕肉瞤,舌红,苔黄,脉弦滑或细数。治法:平肝潜阳,滋养肝肾。方药:

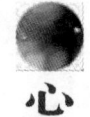

天麻钩藤饮(天麻、钩藤、生石决明、川牛膝、桑寄生、杜仲、山栀、黄芩、益母草、朱茯神、夜交藤)。肝火过盛者加龙胆草、菊花、丹皮清肝泄热;阳动化风者加龙骨、牡蛎、珍珠母;肝肾阴虚者加龟板、生地黄、鸡子黄、生鳖甲。

5. 火热内盛

症状:善忘,心烦不寐,面红目赤,声高气粗或气促,口臭发热,口干口苦,渴喜冷饮,口舌生疮或肿痛,尿短赤热,舌红绛,苔黄燥,脉大有力或弦数。治法:清心泻火。方药:朱砂安神丸(黄连、黄芩、山栀、生地、玄参、当归、川芎、丹参、丹皮、石菖蒲、郁金、远志)。夹痰热者加半夏、陈皮、竹茹、枳实;若热盛伤阴,咽干口燥者加麦冬、沙参、女贞子、甘枸杞。

6. 腑滞浊留

症状:善忘,大便干结不爽,甚则几日一行,腹胀满且痛,食欲减退,舌苔厚腻,脉滑。治法:通腑泻浊。方药:调胃承气汤(大黄、甘草、芒硝)。若脘腹胀满者加厚朴、枳实;若体倦乏力者加黄芪、白术、茯苓;若夹有瘀血者加桃仁、赤芍。

7. 气血亏虚

症状:善忘,神疲乏力,少气懒言,倦怠嗜卧,自汗,大便溏或二便自遗,心悸,面唇、爪甲苍白,舌淡胖边有齿痕,脉沉细或迟缓无力。治法:益气养血。方药:归脾汤(白术、茯神、黄芪、龙眼肉、酸枣仁、人参、木香、甘草、当归、远志)。若夹中焦蕴蓄痰热者,加半夏、陈皮、山栀、川连。若情绪异常者,加菖蒲、郁金、莲子心、茯苓;口淡乏味,纳差者,合用神术散;面色无华,舌质淡而血虚者,加阿胶或人参归脾丸、天王补心丹。

【病后保健】

老年性痴呆的康复和调护尤为重要。医务人员和家属应对患者予以高度的同情心和责任心,对日常生活细心照料。本病除药物治疗外,综合的康复治疗非常重要,包括心理治疗、语言训练、肢体功能训练,均应有计划地进行,坚持不懈,对有情感障碍者还需精神治疗,避免精神刺激。

一、心理康复

尽量避免患者独居。对于丧偶者,子女要让患者充分享受天伦之乐和家庭的温暖,可以延缓疾病的进展。医护人员对患者要讲明发病机制、康复治疗过程及目的,给予温暖和安慰,切忌言行生硬,避免因言行不当而引起患者产生异常反应,导致情感障碍。具体的心理康复如下:

(1)热情关心:医护人员和亲属都要关心爱护患者。注意尊重患者的人格,在对话时要和颜悦色,避免使用呆傻、愚笨等词语。同时,要根据不同患者的心理特征采用安慰、鼓励、暗示等方法给予开导。对情绪悲观的患者,应该耐心解释并介绍一些治愈的典型病例,以唤起患者战胜疾病的勇气和信心。

(2)播放音乐:根据患者的文化修养和兴趣爱好选择性地给他们播放一些爱听的乐曲,以活跃其精神情绪。有实验研究证明,音乐能改善大脑皮质的功能,增加其供血、供氧,较好地调节自主神经系统的功能。

(3)合理用药:如患者有疼痛或失眠时医生要及时使用适当的药物,以减轻其痛苦和症状。

(4)鼓励患者参加一些学习和力所能及的社会家庭活动,以分散患者的不良情绪和注意力,唤起其对生活的信心。

二、记忆康复

(1)智力训练:根据患者的病情和文化程度可教他们记一些数字,由简单到复杂反复进行训练;亦可把一些事情编成顺口溜,让他们记忆背诵;亦可利用玩扑克牌、玩智力拼图、练书法等,帮助患者扩大思维和增强记忆。

(2)强化记忆:不要让患者单独外出以免走失。在室内反复带患者辨认卧室和厕所,亲人要经常和他们聊家常或讲述有趣的小故事以强化其回忆和记忆。如能坚持长久的循序渐进的训练,可能有成功的希望。

(3)训练生活自理:亲人要手把手地教患者做些力所能及的家务,如扫地、擦桌子、整理床铺等,以期生活能够自理。

三、运动训练

运动是老年人保持健康、抗老防病的重要方法。运动的形式,可以是各种各样的,如适当的家务和公益活动、养花种草、喂鸟垂钓、练字作画、学习。通过脑力和体力活动,可以维持和保留其能力,延缓衰退速度。另外可通过各种运动,加强肢体功能训练,有利于提高机体免疫力,促进脑的康复,如打太极拳、散步、跑步等。

(1)太极拳:经常练习太极拳,能促进人体各脏腑功能,通调气血、调整阴阳,能起到防病治病、健身益寿的作用。练习太极拳时要注意:①意识引导动作,把注意力贯注到动作中去;②注意放松不用拙力,动作舒松自然;③上下相随、周身协调;④虚实分清、重心稳定;⑤呼吸自然,呼吸与动作自然配合。老年人应根据自身特点选择易学、易练、易掌握的"简化太极拳"。

(2)散步、跑步:散步与跑步有利于血液流通,畅达气机,活动关节,助脾运化,宁心养神,强身抗衰。一般主张早起跑步,饭后和睡前散步。跑步以慢速度的放松跑最适宜老年人和体弱者锻炼。可根据自己的体质来定运动量,在跑的过程中以每分钟不超过180次心率减本人年龄数为最大运动量,呼吸也以不喘大气为宜。跑步时应注意呼吸深、长、细、缓,有节奏。可以两步一呼、两步一吸,或三步一呼、三步一吸,尽量形成腹式呼吸。全身肌肉放松,双臂自然放松摆动,以步伐轻快为度。每天跑20~30分钟,开始可少一点,以后循序渐进。也可每周跑5~6次,或隔天跑1次,因人而异。但须长年坚持,持之以恒。

(3)简单运动防痴呆:每天清晨及傍晚在空气清新的地方快步走1小时。快步走可以运动腰下部的紧张肌,提高摄氧量,有助于刺激脑细胞,防止脑细胞退化,对老年性痴呆的预防有理想的作用。

经常做两手十指指尖的细致活动,如手工艺、雕刻、制图、剪纸、打字,以及用手指弹奏乐器等,能使大脑血液流动面扩大,促进血液循环,有效按摩大脑,预防痴呆。

经常使用手指旋转钢球或胡桃,或用双手伸展握拳运动,可刺激大脑皮质神经,促进血液循环,延缓脑神经细胞老化,预防痴呆。

进行头颈左右旋转运动。这种运动不但可使上脊椎的转动变得滑顺,预防老年人患椎基底动脉供血不足的病症,还可延缓脑动脉硬化,预防老年痴呆。其方法是先将头颈缓慢地由左向右旋转100圈,再将头颈由右向左旋转100圈,随时随处可做,方法简易,效果卓著。

四、预防并发症

老年性痴呆晚期,患者卧床不起,应保持其皮肤、口腔、会阴等处的清洁,防止肺炎、泌尿系统感染、压疮等各种并发症的发生。具体护理如下:

(1)给常给患者翻身、擦身。

(2)定期洗澡,勤剪指甲,勤洗头,帮助患者保持良好的个人卫生习惯。

(3)衣裤要宽大,便于患者在行动不便时能及时解开。尿湿的被褥要及时洗净晾干。女性患者还要注意泌尿系统的卫生,防止感染。

(4)吃饭时勿使食物吞入气管而引起吸入性肺炎。

(5)有条件的要让患者多到户外接受日光浴,以防止缺钙引起的骨质疏松。

五、饮食康复

1. 限制富铜食物

如果是高铜引起的老年性痴呆,除应积极治疗肝豆状核变性(肝脏合成铜蓝蛋白能力低于正常人,使铜大量沉积在大脑和肝脏等器官)外,还要限制摄入富含铜的食物,如可可粉、干茶叶、动物肝脏、核桃和芝麻酱等。

2. 饮食均衡

避免摄取过多的盐分及动物性脂肪。一天食盐的摄取量应控制在5克以下,少吃动物性脂肪及糖,蛋白质、食物纤维、维生素、矿物质等都要均衡摄取。

3. 老年性痴呆的食疗

(1)核桃山楂菊花饮。配方:核桃仁125克,山楂60克,菊花12克。制法:将核桃仁磨成浆汁,加清水稀释调匀待用。山楂、菊花水煎2次,合汁1000毫升。将药汁同核桃仁浆汁同倒入锅中,加白糖搅匀,取汁烧至微沸即成。功效:补肾健脑,平肝明目。用法:代茶饮,连服3~4周。

(2)补髓汤。配方:鳖1只,猪脊髓200克。制法:将鳖用开水烫死,揭去鳖甲,去内脏和头爪。将鳖肉放入锅内加姜、葱、胡椒粉及水适量,用武火烧沸,再用文火将鳖肉炖熟。最后放入猪脊髓煮熟调味即成。功效:益髓健脑。用法:吃肉喝汤,可佐餐食用。

(3)玄参炖猪肝。配方:玄参15克,猪肝250克。制法:将猪肝洗净,与玄参同放入锅内,加水适量,煮1小时,捞出猪肝,切成小片备用。葱花、姜末,用少许油炒一下,放入猪肝片中。锅内放原汤适量,用酱油、白糖、料酒调味,收汁勾芡,倒入猪肝片中,拌匀即成。功效:滋补肝肾,益髓健脑。用法:佐餐食用。

(4)枸杞核桃炖羊肉。配方:羊肉125克,枸杞子10克,核桃仁15克。制法:将原料洗净放入炖锅,加水至淹没之。并加入生姜、葱、料酒,用文火炖2~3小时即可食用。功效:补肾益阳,充髓补脑。用法:每周2~3次,可连服3~4周。

(5)黄芪猴头鸡汤。配方:猴头菌150克,黄芪30克,嫩鸡肉250克,生姜15克,葱白20克,菜心100克。制法:猴头菌用温水发涨洗净,切成2毫米厚的大片,发猴头菌的水用纱布过滤待用。鸡肉切成中等大小的条方块。黄芪用湿毛巾揩净后切成马耳形薄片。生姜、葱白均切成细条。菜心洗净待用。锅烧热后下猪油,投入黄芪、姜、葱、鸡块,共煸炒后,放入绍酒、发猴头菌的水和少量清汤,用武火烧沸后再用文火煮1小时,再放猴头菌煮半小时后,用盐、胡椒粉等调味。先捞出鸡块放在汤碗底部,再捞出猴头菌片盖在上面。汤中放入菜心,略煮片刻倒入汤。功效:补气养血,补脑强身。用法:酌量佐餐食用。每周服食1~2次。

(6)柿干桂圆蜜饯。配方:柿饼500克,桂圆肉15克,党参15克,黄芪15克,山药60克,莲子20克,陈皮10克。制法:柿饼切四瓣,莲子去心皮,党参、黄芪捣碎,鲜山药去皮切片,将上述原料装入瓷罐中,加入适量红糖、蜂蜜、少量水和香精,上锅用文火隔水蒸2~3小时。若有汁汤再用文火煎熬,浓缩至蜜饯状,凉后即可食用。功效:益心健脾,增智养神。用法:每日食2~3次,每次1~2匙。

(7)健脑酒。配方:远志、熟地黄、菟丝子、五味子各 18 克,石菖蒲、川芎各 12 克,地骨皮 24 克,白酒 600 毫升。制法:上药浸入酒中,7 日后去渣取汁,倒入玻璃瓶中,密盖。功效:益智健脑。用法:每次 10 毫升,早晚各 1 次。上量 20 日服完。

(8)山楂枸杞饮。配方:山楂 15 克,枸杞子 15 克。制法:将山楂切成薄片,同枸杞子共入保温杯中,沸水冲泡半小时即成。功效:补肾益智,活血通脉。用法:每日 1 剂,代茶不拘时频饮。

(9)豆腐兔肉紫菜汤。配方:嫩豆腐 250 克,紫菜 30 克,兔肉 60 克。制法:将紫菜撕成小片,兔肉切薄片,加细盐、黄酒、淀粉拌匀,嫩豆腐切厚片。锅内放清水适量,煮沸后先下豆腐片和食盐,再沸后入兔肉片,中火煮 5 分钟,调味,放入葱花,立即起锅,倒入盛紫菜的瓷盆中,搅匀即成。功效:化痰降浊,益智健脑。用法:佐餐食用。

(10)萱草合欢莲子汤。配方:萱草 30 克,合欢花 10 克,莲子 10 克,蜂蜜适量,红枣 10 枚。制法:将萱草洗净,与合欢花共入锅中,水煎去渣取汁,再入莲子、红枣炖熟,调入蜂蜜即可。功效:解郁除烦,安神益智。用法:每日 1 剂,15 日为 1 个疗程。

(11)核桃猪腰粥。核桃 10 枚,猪腰 1 个,大米 100 克,调料适量。将猪腰去臊腺,洗净,切细。先取大米、核桃煮粥,待沸后调入猪腰及葱、姜、椒、盐等,煮至粥熟服食。可聪脑益智。猪腰性平,可补肾益智;核桃含有大量不饱和脂肪酸,健脑作用甚强,煮粥服食,为老年人健脑益智上乘良方。

(12)首乌猪脑粥。首乌 10 克,猪脑 1 具,大米 100 克,调料适量。先将首乌水煎取汁,加大米煮沸后,调入捣碎之猪脑及调味品,煮至粥熟服食。可益肾宁心,健脑安神。首乌可养血益肝,固精益寿;猪脑可以脏补脏,以形治形;核桃聪脑益智,煮粥服食,对老年性痴呆,记忆下降,心悸失眠等有良效。

(13)枸杞粥。枸杞子 30 克,粳米 100 克,加适量水共煮至米烂时,入瘦猪肉片 50 克,再煮至肉烂,调味服食。功效:补益肝肾。症见记忆力减弱,失眠。

(14)核桃大枣粥。核桃仁 20 克,粳米 100 克,大枣 5 枚,加适量水煮成烂粥后食用。功效:补脑养血。症见头晕失眠,健忘腰酸,小便频多。

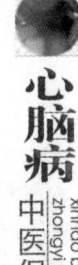

(15)蛋白蜂蜜饮。鸡蛋1个打碎后去蛋黄,取蛋清与蜂蜜50毫升混合,沸水冲服。每日早晨空腹服食。功效:增强记忆力。

(16)黑芝麻糊。黑芝麻30克炒熟研粉,入蜂蜜适量调糊食。功效:补脑,增强记忆力。适用于记忆力减弱,思维异常,头晕耳鸣者。

(17)松莲蜜饮。松子仁20克,莲子30克,加适量水煎熟烂,调适量蜂蜜食用。功效:安神补脑,提高脑力,强身健体。适用于健忘失眠,大便秘结者。

(18)枸杞炖猪脑。枸杞子30克加适量水,小火炖烂,然后入猪脑1个再炖,至猪脑熟,调味食。功效:补益肝肾,填髓健脑。适用于记忆力减退,健忘,腰膝酸软,失眠多疑者。

(19)大枣桑葚饮。大枣6枚去核后,加适量水与桑葚30克共煎,去渣取汁,用药汁冲服珍珠末10克。功效:补益肝肾,养血安神。适用于失眠健忘,自控力差者。

(20)牛骨髓粥。黑芝麻15克,黑糯米100克与牛骨髓15克共煮粥,食用时调白糖。功效:补髓增智。适用于记忆力障碍,肢体震颤,健忘失眠者。

(21)宁神饮。人参5克,大枣5枚(去核),牡蛎肉30克,加适量水共煎熟服。功效:养心安神,增智抗老。适用于疲倦乏力,头晕健忘,心神不宁者。

(22)芝麻大蒜饮。黑芝麻200克炒熟后研粉末,独头蒜1个去皮后捣烂,与蜂蜜200毫升调匀装入容器,密封置阴凉干燥处,30日后服。5毫升/次,2次/日,温开水冲服。功效:健脑强神,增强记忆力。

六、家庭治疗原则及自我管理

1. 改善生活方式

(1)严格戒烟。

(2)少饮或不饮烈性酒。

(3)定时排便。

(4)控制铝质炊具的使用。

(5)吃饭时慢慢吃,多咀嚼,增加脑血流量,预防脑供血不足,避免老年性痴呆。

(6)多用脑,多交流。

2. 智力训练

智力训练包括记忆力、计算力、定向力、思维判断力等,应尽量采用娱乐的方式进行,以吸引患者的注意力,如用扑克牌进行趣味数字运算,玩智力拼图,有意识地收看感兴趣的当日新闻。但尽量要得到患者的合作,避免采用强烈措施,引起患者反感或导致情绪低落。

3. 生活能力训练

对于失去部分生活能力的老年性痴呆患者要进行生活能力训练,目的是增加生活自理能力,减少依赖。日常生活活动能力的训练包括穿脱衣服、进食、洗漱、如厕、身体转移等。如果患者坐轮椅,轮椅上可安放适当的支架,便于患者进食、读书、写字等。应设计一些患者的辅助器,如长的钩夹,便于患者取落在地上的物体。还可以进行工艺技能的训练,如编织、雕刻、绘画等,以增加患者生活的乐趣。

4. 语言训练

对失语者必须早期进行语言训练,从日常生活用语开始,由简入繁,逐渐强化大脑皮质,建立新的兴奋灶,也可配合针灸治疗,逐渐恢复谈话能力。

(徐桂琴 何 斌)

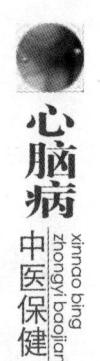

第七章 眩　晕

　　眩晕是目眩和头晕的总称,眩指眼花或者眼前发黑,晕指头晕或感觉自身或外界景物旋转。两者常同时并见,所以叫眩晕。轻度眩晕闭目即止;重度眩晕如坐车船,旋转不定,不能站立,或伴有恶心、呕吐、汗出,甚则昏倒等症状。

　　眩晕是临床上的常见症状之一,它并非一种独立的疾病。引起眩晕的疾病涉及许多临床学科,病因及发病机制复杂,目前尚未完全明了。

　　按照病变部位的不同,大致可以分为周围性眩晕和中枢性眩晕两大类。中枢性眩晕是由脑组织、脑神经疾病引起,比如听神经瘤、脑血管病变等,约占眩晕患者总数的30%。周围性眩晕约占70%,多数周围性眩晕与我们的耳朵疾病有关。周围性眩晕发作时多伴有耳蜗症状(听力的改变、耳鸣)和恶心、呕吐、出冷汗等自主神经系统症状。部分疾病可有反复发作性眩晕,能自行缓解。

　　引起眩晕的疾病种类很多,不同的疾病的原因也是不一样的。有耳性眩晕:梅尼埃病、内耳药物中毒、迷路炎、前庭神经元炎等;脑性眩晕:高血压脑病、脑动脉粥样硬化、椎-基底动脉供血不足;某些颅内占位性疾病,如听神经瘤。其他原因的眩晕:如高血压、低血压、贫血;心律失常:阵发性心动过速、房室传导阻滞;头部外伤后眩晕,神经症等。引起眩晕的常见疾病的临床表现:

　　(1)梅尼埃病:梅尼埃病是一种病因不明的,以膜迷路积水为基本病理特征的内耳疾病。反复发作,患者睁眼时,自觉周围景物旋转,闭眼又觉得自己转动,常伴有耳聋、耳鸣、恶心呕吐、面色苍白、眼球震颤。

　　(2)迷路炎:患者一般有慢性化脓性中耳炎、中耳手术病史或外伤史。眩晕、耳鸣、耳聋可突然发生,耳聋有波动性,但眩晕无反复发作特征。

(3)前庭神经元炎：发作前患者多有上呼吸道感染病史。突发眩晕，伴自发性眼震、恶心、呕吐，但无耳鸣、耳聋。

(4)颈源性眩晕：多由颈椎增生或椎动脉病变等引起内耳迷路和/或前庭神经核缺血所致，以老年患者为多。发病机制主要为椎动脉供血不足、颈交感神经功能亢进、颈部本体感觉紊乱。临床表现复杂多样，眩晕是其最突出的症状，其次为头痛、颈痛。症状的出现多与头部位置有关。颈椎旋转试验、椎动脉压迫试验可能为阳性。

(5)高血压病：高血压所致的眩晕多数是由于情绪变化、精神紧张或受精神刺激等因素的影响，使血压产生波动而引起的。也有的是滥用降压药，使血压突然大幅下降，发生眩晕。

(6)低血压症：低血压眩晕也是非常多见的，特别是年轻人，容易反复发作。姿势性低血压眩晕则多见于中老年人，在起立或起床时突然眩晕，旋即消失，再做同样动作时又觉眩晕。

(7)脑动脉硬化：多见于中老年人，症见头晕、眼花、多梦、失眠、记忆力减退、血脂增高。

(8)脑瘤：发生在中枢前庭系的小脑、脑干易发生旋转性眩晕。脑瘤引起的眩晕一方面是由于颅内压增高，另一方面则是由于脑瘤的压迫而致血循环障碍，使前庭神经核区及其通路直接或间接受损而造成眩晕。

(9)脑血栓：轻度的脑血栓可引起眩晕。这是因为动脉硬化造成动脉管腔内膜病变出现狭窄后，其远端部分仍可通过自动调节，使血管阻力减低，并建立侧支循环而维持"正常"的血流量，暂时不使脑血栓形成。但是患者仍可出现头晕或眩晕、一侧肢体麻木或无力等症状。

(10)贫血：贫血容易引起脑缺氧而出现眩晕，恶性贫血时眩晕尤为明显，患者可因中枢神经系统缺氧，导致神经系统的器质性变化。因此，患者的运动或位置感及下肢震动感均可丧失，眩晕加重。

(11)甲状腺功能减退：本病患者血压低、心脏排血量减少、血流迟缓而致前庭系缺氧出现眩晕。此外，新陈代谢较低，血中乳酸聚集波及内耳，也可引起眩晕。

(12)链霉素中毒:用药后常有中等度发作,最易出现神经性耳聋,四肢、口角易发麻,持续数月甚至数年。

(13)晕动症:乘坐飞机、车船时发生的眩晕。

【中医认识】

眩晕为中医临床常见病,既是一个病症,又是某些证候中的一个主要自觉症状。祖国医学对眩晕认识很早,认为眩晕常因风、火、痰、虚、瘀所致。

《素问·至真要大论》中提出:"诸风掉眩,皆属于肝。"

《灵枢·海论》中指出:"髓海不足,则脑转耳鸣,胫酸眩冒,目无所见,懈怠安卧。"

《灵枢·卫气》中指出:"上虚则眩。"

《丹溪治法心要·头眩》中指出:"此证属痰者多,无痰则不能作眩。"

《素问玄机原病式·五运主病》中指出:"风火皆属于阳,多为兼化,阳主乎动,两动相搏,则为之旋转。"《医学正传·眩晕》中指出:"外有因呕血而眩晕者,胸中有死血迷闭心窍而然。"

《景岳全书·杂证谟·眩晕》中指出:"头眩虽属上虚,然不能无涉于下。盖上虚者,阳中之阳虚也;下虚者,阴中之虚也……"

秦景明所著《症因脉治·眩晕总论》中指出:"肥人眩晕,气虚有痰;瘦人眩晕,血虚有火;伤寒吐下后,必是阳虚。"

元代朱丹溪提出:"无痰不作眩,痰因火动","头眩,痰夹气虚并,治痰为主,夹补气药及降火药。"

宋代严用和在《重订严氏济生方》中指出:"所谓眩晕者,眼花屋转,起则眩倒是也,由此观之,六淫外感,七情内伤,皆能导致。"

祖国医学认为,本病可由情志内伤、饮食不节、外伤和内伤体虚等引起。

1. 七情内伤

素体阳盛,加之恼怒过度,阴阳失常,阴亏于下,阳亢于上,风阳内动则见眩晕;或因长期忧郁恼怒,肝失疏泄,肝气郁结,气郁化火,使肝阴暗耗,风阳易动,肝阳上亢,阳升风动,上扰清空,发为眩晕。

2. 饮食不节

饮食不节,损伤脾胃,脾胃为后天之本,气血生化之源。若脾胃虚损,不能腐熟水谷以化生气血,清窍失养而作眩晕;或嗜酒肥甘,饥饱劳倦,伤于脾胃,健运失司,以致水谷不化精微,聚湿生痰,痰湿中阻,浊阴不降,上蒙清阳,发为眩晕。

3. 头部外伤或手术后

气滞血瘀,痹阻清窍,气滞血瘀脑脉;或产妇恶露不下,瘀血阻滞经脉,使气血不能上荣于脑,皆可发生眩晕。

4. 体虚、久病、失血、劳倦过度

肾为先天之本,藏精生髓通于脑。若先天不足,肾精不充,或者年老肾亏,或久病伤肾,或房劳过度,导致肾精亏虚,不能生髓,而脑为髓之海,髓海不足,上下俱虚,而发生眩晕。或肾阴素亏,肝失所养,以致肝阴不足,阴不制阳,肝阳上亢,发为眩晕。大病久病或失血之后,虚而不复,或劳倦过度,气血衰少,气血两虚,气虚则清阳不展,血虚则脑失所养,皆能发生眩晕。

引起眩晕的病机为清窍失养,或清窍被扰。病位在清窍。清窍即空窍、孔窍。包括九窍、汗窍、津窍、精窍等。诸空窍皆位于人体表面,乃清阳游行交会之所,故称清窍。鼻为清阳出入之道,气血多聚之处,是人体最重要的清窍之一。此处清窍应指脑窍,五脏六腑之清气皆上注于脑。

中医对眩晕的治疗原则是补虚泻实,调整阴阳。临床治疗主要根据虚实辨证而立治法,实证须平肝熄风,清火化痰,活血通窍;虚证宜补益气血,滋养肝肾,健脾和胃。虚实夹杂者,应区别标本主次,或扶正为主佐以驱邪,或驱邪为主佐以扶正。

1. 肝阳上亢

症见头晕目眩耳鸣,头痛且胀,每因烦劳或恼怒加剧,急躁易怒,失眠多梦,或面红目赤,口苦,舌质红,苔黄,脉弦。治法:平肝潜阳,滋养肝肾。方药:天麻钩藤饮。阴虚较甚者,加生地、玄参、白芍、何首乌或合用二至丸;肝火盛者,加龙胆草、丹皮、夏枯草、菊花;便秘者,加大黄、芒硝或用当归龙荟丸;若肝阳化风,风阳上扰,眩晕、肢麻或震颤者,加生龙骨、生牡蛎、羚羊角、珍珠母。

2. 气血亏虚

症见头晕目眩,动则加剧,遇劳即发,面色䕷白,唇甲不华,神疲纳减,怠倦乏力,心悸少寐,声低懒言,舌质淡嫩,苔薄白,脉细弱。治法:补养气血,健运脾胃。方药:归脾汤。气虚自汗,加防风、浮小麦。脾虚泄泻,重用茯苓、白术,加薏苡仁、泽泻、扁豆。血虚较甚,加熟地、阿胶、紫河车。中气不足,用补中益气汤加减治疗。

3. 肾精不足

症见眩晕久发,视矇,神疲,健忘,少寐多梦,耳鸣,腰膝酸软,遗精,五心烦热,舌红、少苔,脉弦细或细数。治法:补肾滋阴。方药:左归丸。阴虚内热,加炙鳖甲、知母、黄柏、丹皮;心肾不交,加酸枣仁、柏子仁、阿胶、夜交藤。如阴损及阳,出现四肢不温,形寒怯冷,脉沉细无力,宜温肾助阳,用右归丸。

4. 痰浊中阻

症见眩晕,头重如蒙,胸闷,恶心呕吐,纳呆多寐,肢体倦怠,舌淡、苔白腻,脉弦或濡细。治法:燥湿祛痰,健脾和胃。方药:半夏白术天麻汤。呕吐频作,加竹茹、柿蒂;胸闷纳呆,加白蔻仁、春砂仁;肢重体倦,加藿香、佩兰、川木瓜、薏苡仁;耳鸣、重听,加葱白、石菖蒲、远志;痰浊化热,出现口苦,舌红苔黄,脉弦滑,用黄连温胆汤。

5. 瘀血阻窍

症见头晕目眩,伴头痛,痛有定处。兼健忘,失眠,心悸,神疲乏力,面唇紫暗,舌暗有紫斑或瘀点,脉弦涩或细涩。治法:祛瘀生新,通窍活络。方药:通窍活血汤。气虚,加党参、黄芪;阳虚,加桂枝、附子;血虚,加熟地、夜交藤、龙眼肉;夹肝风,加天麻、钩藤。

眩晕的证型是相对的,有的患者可以归纳为一个证型,有的患者可兼夹多个证型。另外,兼有外感症状的眩晕者,根据其风寒、风热、风湿之不同,分别给予川芎茶调散、银翘散、羌活胜湿汤加减治疗。

【中医保健措施】

一、未病先防

（一）调畅情绪

患者应正确对待自己的疾病，既不要抱"无所谓"的态度，也不要忧心忡忡，提心吊胆。长期忧愁、紧张更易加重自主神经功能的失调，从而加重病情。平日里患者应保持乐观的情绪，适当多参加文娱活动，多与亲戚、朋友及同事交往，以消除自己的紧张心理。患者的卧室以整洁安静、光线稍暗为好。

应培养广泛的兴趣爱好，如下棋、种花、养鸟、听歌、唱戏、练习书法、绘画等，以调节情绪，亦可增加生活的乐趣。自然生活的乐趣可驱散各种愁闷情绪，使人心旷神怡、心境平和、乐而忘忧，达到延缓器官衰老、增强大脑功能、防病延年的目的。

（二）加强锻炼

体育锻炼能增强人的体质，减少疾病及并发症的发生，平时宜注意加强锻炼，并根据身体情况制订合适的锻炼方案，持之以恒，循序渐进，从而达到增强体质、提高抗病能力的目的。一般来说，患者的锻炼方式可选择太极拳、八段锦、五禽戏、散步、快走、慢跑等。

（三）注意饮食

饮食清淡宜消化，定时定量，忌暴饮暴食，戒烟酒。多食蛋类、瘦肉、青菜及水果。忌食肥甘辛辣之物，如肥肉、油炸物、酒类、辣椒等。

二、既病防变

1. 肝阳上亢

症状：眩晕耳鸣，头痛且胀，每因烦劳或恼怒而头晕加剧，面时潮红，急躁易怒，少寐多梦，口苦，舌质红，苔黄，脉弦。治法：平肝潜阳，滋养肝肾。方药：天麻钩藤饮加减（天麻、钩藤、桑叶、菊花、竹茹、生地、茯神、白芍、甘草）。眩晕急剧者加龙骨、牡蛎、珍珠母以镇肝熄风。

2. 肾精不足

症状:眩晕,精神萎靡,少寐多梦,健忘,腰膝酸软,遗精,耳鸣。偏于阴虚者,五心烦热,舌质红,脉弦细数。偏于阳虚者,四肢不温,形寒怯冷,舌质淡,脉沉细无力。治法:偏阴虚者,治以补肾滋阴;偏阳虚者,治以补肾助阳。方药:补肾滋阴宜左归丸加减(熟地、山药、山茱萸、枸杞子、菟丝子、龟胶、牛膝);补肾助阳宜右归丸加减(熟地、山药、山茱萸、枸杞子、菟丝子、杜仲、制附子、肉桂)。若眩晕较甚,阴虚阳浮,二方均可加龙骨、牡蛎、珍珠母以潜浮阳。

3. 气血亏虚

症状:眩晕动则加剧,劳累即发,面色䴗白,唇甲不华,发色不泽,心惊少寐,神疲懒言,饮食减少,舌质淡,脉细弱。治法:补气养血,健运脾胃。方药:归脾汤加减(党参、炒白术、黄芪、当归、酸枣仁、龙眼肉、木香、大枣、甘草)。血虚甚者,可加熟地、阿胶。

4. 痰浊中阻

症状:眩晕,头重如蒙,胸闷恶心,食少多寐,苔白腻,脉濡滑。治法:燥湿祛痰,健脾和胃。方药:半夏白术天麻汤加减(半夏、天麻、茯苓、橘红、白术、生姜、甘草)。呕吐频作者,加代赭石、竹茹、生姜以镇逆止呕。

5. 瘀血阻窍

症状:眩晕日久,失眠健忘,面色青紫,头部刺痛,位置固定,舌质紫暗或有瘀点、瘀斑,脉涩。治法:活血化瘀通络。方药:通窍活血汤加减(麝香、桃仁、红花、丹参、天麻、石菖蒲、法半夏、川芎、赤芍、葛根、泽泻)。失眠多梦者,加酸枣仁、夜交藤。

【病后保健】

一、生活调理

(1)患者尽量不做转体活动,以免诱发眩晕。

(2)如眩晕症状持久不退,头痛加剧,应去医院治疗。

(3)眩晕时如进行大小便、漱口等活动要防止倾跌受伤。

二、中医食疗法

(1)桃杞猪脑:核桃仁50克,枸杞子25克,山药50克,猪脑1个,放砂锅内,加葱、姜、盐、味精、水适量,炖熟。功能补肝健脾,益肾填精。治精气亏虚,头晕眼花,神疲乏力,腰膝无力。

(2)参芪鸡丁:人参5克,黄芪15克,煎取浓汁待用。鸡肉500克(切丁),枸杞子20克,核桃仁50克,一同煸炒,加入药汁、盐、味精、炒熟装盘,再加番茄酱、糖,拌匀。功能大补元气,益精填髓。治气血亏虚,眩晕,心悸失眠,食少乏力,腰酸遗精。

(3)天麻蒸鱼:鲤鱼1条(洗净去内脏),天麻30克(切片),放鱼腹中,将葱、姜、盐、味精、麻油、水适量,拌匀,浇在鱼身上,隔水蒸熟。功能平肝熄风,安神降压。治肝火头痛,头晕眼花,烦躁失眠。

(4)杞子鸽肉饭:鸽肉150克,枸杞子15克,煸炒,将熟时加入粳米饭200克,炒熟。功能补养精气,补益肝肾。用于老年人体虚,头目眩晕,心悸失眠,腰膝酸软。

(5)红枣赤豆粥:红枣50克,赤豆50克,糯米100克,煮粥。功能益气养血培元。用于气血不足的眩晕。

(6)芹菜苡仁莲子粥:芹菜100克,薏苡仁50克,莲子50克,粳米100克,煮粥。功能平肝健脾化痰。用于肝阳及痰浊头晕。

(7)仙人粥:制何首乌30~60克,红枣5~10枚,红糖适量,粳米100克,共煮稀粥。有补气血、益肝肾之功效。适用于肝肾阴虚,头昏耳鸣,腰膝酸软,大便干结者。

(8)乌芪芝麻饮:何首乌、黄芪各5克,煎煮去渣取汁,加炒香的黑芝麻15克,白糖5克,搅匀,代茶饮。功能补气养血,润肠通便。用于气血虚弱,头晕目眩,神疲乏力,大便秘结。

(9)枸杞酒:枸杞子150克,加白酒500毫升浸泡。功能益肾壮阳,补虚散寒。用于肾阳虚损,眩晕,阳痿。

(10)菊花龙井茶:菊花 10 克,龙井茶 3 克,沸水冲泡,频饮。功能平肝降压,养阴明目。用于高血压,头晕头胀,烦躁口苦。

(11)天麻炖猪脑:天麻 10 克,猪脑 1 个洗净,同放炖盅内,加水适量,隔水炖熟服食。用于治肝阳上亢眩晕。

(12)五月艾煮鸡蛋:五月艾生用 45 克,黑豆 30 克,鸡蛋 2 个,加水共煲熟服食。用于治血虚眩晕。

(13)羊头黄芪汤:羊头 1 个(包括羊脑),黄芪 20 克,水煎服食。用治肾精不足眩晕。

(14)将枸杞子 15 克、红枣 10 枚加水煮 30 分钟,将鸡蛋 2 个打破调入煮熟,早晚两次服用。可补养气血、增强体质。对贫血、慢性肝炎、肺结核等慢性病所致头晕眼花、精神恍惚、视力减退、夜尿增多有疗效。

(15)将鸡肉 250 克,首乌、当归、枸杞子各 20 克加水共煮,食肉饮汤。可补血养肝。用治肝血不足所致的头晕、眼花。

(16)将牛肝 100 克切成片,与枸杞子 30 克加水共煮,食牛肝饮汤,每日1剂。可补血养肝。用治肝血不足所致的头晕、眼花。

(17)甘菊粳米粥:取甘菊新鲜嫩芽或者幼苗 15～30 克,洗净,与粳米 60 克、冰糖适量煮粥,早晚餐服用,每日 1 次,连服 7 日。适用于高血压、肝火亢盛之眩晕。

(18)芹菜苦瓜汤:芹菜 500 克、苦瓜 60 克,同煮汤饮用。或用芹菜250 克、苦瓜 30 克,用沸水烫 2 分钟,切碎绞汁,加砂糖适量,开水冲服,每日1剂,连服数日。适用于高血压、阴虚阳亢之眩晕。

(19)葛根粳米粥:鲜葛根适量洗净切片,沙参、麦冬各 20 克,经水磨后澄取淀粉,晒干,每次用葛根沙参麦冬粉 30 克与粳米 60 克煮粥吃,每日 1 剂,可以常食。适用于高血压阴阳两虚之眩晕。

(20)车前粳米粥:车前子 15 克(布包)煎水去渣,入粳米 60 克煮粥,玉米粉适量用冷水溶和,调入粥内煮熟吃,每日 1 剂,常吃。适用高血压痰湿壅盛之眩晕。

(21)乌鸡粳米粥:乌鸡 1 只剖洗干净,浓煎鸡汁,黄芪 15 克煎汁,与粳米 100 克共煮粥,早晚趁热服食。用于气血两亏之眩晕。

(22)荔枝粳米粥:荔枝肉50克,山药10克,莲子10克,加入适量水同煎,煮至软烂时再放入大米250克,煮成粥即可。每日2次,用于脾虚血亏之眩晕。

(23)龙眼鸡子粥:龙眼肉50克、鸡蛋1只、枣30枚,加粳米适量同煮常服。用于气血不足之眩晕。

(24)人参粳米粥:人参粉(片)3克,同粳米100克加清水适量同煮成粥,再把熬成汁的冰糖徐徐加入粥中,搅匀即成。用于中气不足、清阳不升之眩晕。

三、中药单方验方

(1)仙鹤草30克,杭菊花9克,生地9克,甘草3克,磁石24克,女贞子9克。水煎,每日1剂,分2次服,连服3～5日。适用于阴虚阳亢之眩晕。

(2)桑葚15克,黑大豆15克,水煎,每日1剂,分2次服;何首乌末,每日早晨服15克,开水冲服。适用于肝肾阴虚之眩晕。

(3)泽泻30克,炒白术15克,怀牛膝9克。水煎,每日1剂,分2次服。适用于脾肾亏虚之眩晕。

(4)鹿茸15克,酒煎,去渣,入麝香少许服用。适用于肾阳不足之眩晕。

(5)生地30克,钩藤30克,益母草60克,小蓟80克,白茅根30克,夏枯草60克,山栀30克,红花9克,地龙30克,草决明30克,浓煎成160毫升,每次服40毫升,每日服2次。治瘀血眩晕。

(6)大黄30克,酒炒3遍,研末,茶调,每次3～9克,每日2次。适用于瘀血内阻之眩晕,乃治标之法。

(7)丹参15克,天麻12克,水煎,每日1剂,分2次服。适用于眩晕证属血瘀风动者。

(8)半夏60克,枯矾15克,生姜汁适量。前2味共研为细末,以姜汁为丸,如梧桐子大。每服10粒,姜汤送服,每日2次。主治痰浊上泛型眩晕,症见眩晕、头重,胸脘痞闷,恶心呕吐,纳食减少,苔白腻,脉濡滑。

(9)白僵蚕6克(研为细末),生姜汁6毫升。温开水送服。主治痰浊上泛型眩晕。

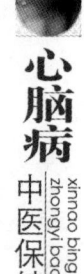

(10)鲜石菖蒲、生姜各适量。共捣烂取汁,温水送服,每日 2 次。主治痰浊上泛型眩晕。

(11)怀山药 150 克,白酒 500 毫升。将山药切碎,入酒中浸泡。每次服 30～40 毫升,每日 2 次。主治诸风眩晕。

(12)淡菜、黄酒适量。黄酒浸泡,与适量韭菜同煮服食。主治眩晕。

(13)熟透鲜杨梅、米酒各适量。用干净纱布绞取汁液,加入等量米酒,拌匀即成。成人每次服 30～60 毫升,早晚各 1 次。主治劳累过度引起的眩晕。

(14)鸡蛋壳(孵生过小鸡的)、黄酒各适量。将蛋壳焙黄研末,黄酒冲服。每日 3 次,每次 9 克。主治头晕。

(15)当归、川芎各等份,白酒适量。浸酒 12 毫升,水煎服。主治眩晕。

(16)五味子 50 克,60 度白酒 500 毫升。洗净装入瓶中,加白酒密封,每日振摇 1 次。半个月后开始饮用,每日 3 次,每次 3 毫升,饭后服用,也可佐餐。主治头晕。

(17)菟丝子、五味子各 30 克,白酒 500 毫升。泡 7 天后服。每次 20～30 毫升,每日 2～3 次。主治肝肾不足引起的眩晕。

(18)枸杞子 60 克,白酒 500 毫升。浸泡密封 7 天以上,开始饮用,每次 1 小杯,睡前服。主治阴亏引起的眩晕。

四、眩晕忌食食品

眩晕的人应根据证型忌食下列食品。

1. 蜂蜜
性平,味甘,虽有补中益气的作用,但有黏腻壅滞之弊。因此,体虚眩晕者食之颇宜,但痰浊中阻型眩晕之人忌食之。

2. 大枣
性温、味甘,能补气益血,气血不足眩晕者相宜。但大枣滋腻助痰。《医学入门》中认为"多食动风"。对痰浊中阻型眩晕者,食之则加重痰湿,故当忌之。

3. 辣椒
《食物宜忌》说它"辛苦,大热",故易耗阴助热上火。《药性考》中指出:"辣椒,多食眩旋,动火故也。"这说明对肝阳上亢,肝火过旺,包括高血压病引起的眩晕者,应忌食之。

4. 荔枝

性温,味甘酸。《玉楸药解》中认为:"荔枝,甘温滋润。"《本草纲目》中曾说:"火病人尤忌之。"古人还认为:食荔枝肉过多会醉人,有头昏、恶心、乏力感,这是由于吃得太多,在体内引起糖代谢紊乱。因此,对肝火眩晕和痰浊眩晕之人,法当忌食。

5. 黄精

《本草便读》中记载:"黄精,为滋腻之品,若脾虚有湿者,不宜服之,恐其腻膈也。"《本草正义》中亦说:"有湿痰者弗服。"因此,痰浊中阻,清阳不升之眩晕者,切勿食之。

6. 槟榔

为破气耗气食物。《本草经疏》中早有告诫:"病属气虚者忌之。凡阴阳两虚,中气不足……悉在所忌。"故凡气血不足、体弱的眩晕者,切勿服食。

7. 萝卜缨

即萝卜叶。能理气、消食,又易耗气伤正。所以,《饮片新参》中告诫:"气虚血弱者禁用。"因此,体弱多病,气血不足之眩晕者,法当忌之。

8. 荷叶

性平,味苦涩,虽能"上清头目之风热,止眩晕",但对气血不足之眩晕者,又当忌之。正如《本草从新》中所言:"升散消耗,虚者禁之。"

此外,体虚眩晕者忌食葱、姜、辣椒、胡椒、桂皮、萝卜、茶叶、白酒等辛辣香燥、破气耗气之物;痰湿型眩晕者忌食桂圆、肥肉、黄芪、鹅肉等滋腻、助湿生痰之品;肝阳型眩晕者忌食狗肉、公鸡、辣椒、肉桂、人参、川芎、紫河车等甘温辛辣、助热上火的食物。

五、外治法

1. 药枕疗法

配方1:夏枯草、荷叶、竹叶、蒲公英、菊花各50克,研为细末,装入布袋中,当枕芯用,连续1~2个月。配方2:野菊花500克,红花100克,薄荷200克,冬桑叶、辛夷、冰片各50克,共研粗末,装入枕芯,3个月为1个疗程。此二方均可清热平肝,适用于肝阳上亢所致的眩晕。

2. 湿热敷法

药用当归、伸筋草、路路通、丹参各50克,防风、雪上一枝莲各20克,白芷花10克,乳香15克。捣碎和匀,分装布袋中,放入水中浸泡约20分钟后,放入蒸锅中加热20分钟,取出降温至50℃左右时,置于颈部热熨。每次30分钟,凉了可再加热,每日2次,10日为1个疗程。有条件者,亦可将上述药物加水煎煮,取浓缩液至100毫升,用8厘米×12厘米与12厘米×12厘米绒布两块,浸透药汁,置于颈部,并加置相等大小的两块电极板,通以15毫安强度的直流电作离子透入。本法是中医湿敷疗法的扩大应用,利用直流电使药物离子通过皮肤、黏膜引入机体内,达到治疗目的。

3. 塞耳疗法

灵磁石10克,研为细末,分成2份,用纱布包裹,塞于双耳中,每日1~2次,每次1小时,连续5~7天。可平肝潜阳,适用于肾虚眩晕。民间还有用鲜生地塞患侧耳治眩晕法。或者两手紧按两耳,并将两手中指或单指插塞耳孔后转动1次,再突然拔开,为1次,每日进行7~8次。

4. 耳穴疗法

取米粒大小的冰片,放在0.5厘米×0.5厘米的橡皮膏中心,贴于双耳穴上(取穴:神门、脑、皮质下、交感,双侧,每次2~3个穴位),3天1换,4次为1个疗程。用药时应将橡皮膏严格密封周围,防止冰片挥发。个别人贴药后有欲寐感,以后转清醒,不必多虑。本方也可治失眠证。

5. 敷百会法

蓖麻仁、生半夏各等量,共捣成膏状,外敷于百会穴处,敷料包扎,胶布固定,每日换药1次,连续2~3天。可化痰除湿,适用于痰湿眩晕,一般用药30分钟后眩晕可明显减轻。

6. 填脐疗法

黄芪、五味子各10克,研为细末,加清水适量调为稀糊状,外敷于肚脐孔处,敷料包扎,胶布固定,每日换药1次,连续3～5天。可健脾益气,适用于气血亏虚所致的眩晕。

7. 敷手心法

曼陀罗叶10克。最好用鲜叶,捣碎,加白酒数滴,包于左手掌心,每日换药2次,对肝阳上扰引起的眩晕效果较好。本品有毒,慎勿内服。

8. 敷涌泉法

吴茱萸20克,肉桂2克,共研细末,米醋调匀,捏成饼状,于睡前贴敷于双足心涌泉穴,次晨取下,连续3～5次。或取吴茱萸适量,研为细末,用米醋或凡士林适量调为膏糊状外敷双足心涌泉穴,每日1换,连续10～15天。可引热下行,适用于眩晕耳鸣,烦躁多梦,颜面潮红。

9. 足浴疗法

取山栀子、钩藤各10克,水煎取药液泡脚,每日1～2次,每次15～30分钟,连续5～7天;也可用夏枯草30克,钩藤、桑叶、菊花各20克,水煎足浴。此法适用于肝阳上亢型眩晕。

10. 穴位注射法

患者取坐位,选准双侧风池穴,医者用5号皮试针抽取复方丹参注射液2毫升,局部皮肤常规消毒后,将针快速刺入皮下组织,缓慢推进0.5～0.8寸,得气后回抽无血,将药液缓缓推入,每穴各1毫升,隔日治疗1次,10次为1个疗程,疗程间隔1周。此法治疗颈性眩晕疗效较佳。

11. 熏洗疗法

①取磁石、石决明、党参、黄芪、当归、桑枝、枳壳、蔓荆子、白蒺藜、白芍、杜仲、牛膝各6克,独活18克,水煎取汁1500毫升,保持水温为40～50℃,浸泡双足,两足不停相互搓动,足浴时间约半小时,每日1次。用于各种原因所致的眩晕。②取天麻、薄荷、赤芍、藁本、菊花、桑叶、僵蚕各6克,水煎去渣沐头,可治头晕。

12. 蜂针疗法

取风池、内关、翳风、足三里,用蜂螫。5日为1个疗程。用于内耳眩晕。

13. 梳治法

采用木质梳子,闭目,先梳前额至头顶约5分钟,再往前额,并分别梳向左右颞部约10分钟,侧重梳治晕听区,最后再用手指从头顶向枕部抓梳3分钟。每日梳治1～3次。中医学认为"头为诸阳之会,与百脉相通"。通过梳理头发,可疏通经络,益肾填精,提神健脑,镇定安神。

六、体育音乐疗法

在舒缓的音乐下,做轻松的体育活动,如做健身操、打太极拳、倒走等。可调节大脑功能,促进机体康复。

七、传统健身疗法

(一)孔子修身法

(1)调身:做好健身前准备,身法取自然坐式、站式均可。

(2)调气:坐定之后,调和呼吸,以后调神可不再注意呼吸,任其自然。

(3)调神:坐定之后,安定精神,双目自然微合,意识活动独立于形体之中,"非礼勿视,非礼勿听,非礼勿言,非礼勿动",平稳安静,神形稳定和谐,万念皆去。

(4)收尾:上述活动进行约10分钟即可,活动肢体,舒展筋骨即可。

(二)体针

(1)风池、太冲、侠溪、太溪、三阴交。加减:耳鸣者加翳风、悬钟;头胀痛者加太阳、合谷;急躁者加内关;口苦者加阳陵泉;少寐多梦者加神门、四神聪。毫针刺,平补平泻法。适用于眩晕证属阴虚阳亢者。

(2)百会、足三里、三阴交、心俞、脾俞、胃俞。加减:心悸失眠者加神门;纳呆者加中脘。针刺,用补法,并灸。适用于眩晕心脾两虚者。

(3)头维、中脘、合谷、丰隆、解溪。加减:胸闷者加膻中;恶心呕吐者加内关;食少多寐者加足三里。针刺,平补平泻法。适用于眩晕属痰湿中阻者。

(4)百会、风府、肾俞、悬钟、解溪。加减:偏于阴虚者加照海、涌泉、神门;偏于阳虚者加命门、关元。针刺,用补法,可灸。适用于眩晕证属肾精不足者。

(5)耳针:肾、神门、内耳、脑、枕。每次取2~3穴,中等刺激,留针20~30分钟,间歇捻针。每日或隔日1次,10次为1个疗程。适用于眩晕属心肾亏虚者。

(6)头针:双侧晕听区、双侧感觉区。沿皮刺入,间断捻针,每日1次,5~10次为1个疗程。适用于眩晕证属肝阳上亢者。

八、家庭治疗原则及自我管理

(1)眩晕者应保持安静,心情愉快;保证充足的睡眠和休息,避免用脑过度、精神紧张等。饮食宜清淡,适当参加体育锻炼。

(2)眩晕由颈椎病引起者,睡眠时要选用合适的枕头,避免长期低头工作,要注意保暖。

(3)眩晕由高血压、动脉硬化引起者,要经常测量血压,保持血压稳定。

(4)眩晕由贫血引起者应适当增加营养,可应用食物疗法及辅助药物治疗。

(5)注意安全,防止意外。平时生活、工作宜注意安全,不要登高,不要在拥挤的马路上及江河塘水边骑车。另外,患者最好不要从事责任心强、容易出危险的工作。

(6)发作时应卧床休息,室内宜安静,空气要通畅,光线尽量暗些。避免刺激性食物及烟酒。

(7)发作间歇期不宜单独外出,以防发生事故。

(徐桂琴　王　欢)

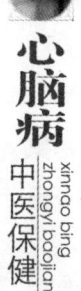

第八章 帕金森病

人们常常可以看到一些老年人手臂不自主地颤抖不停,提笔写字、用筷子进餐、穿衣脱鞋等都十分困难,这在医学上称为帕金森病,由中枢神经系统的器质性病变所致。其症状特点是起病缓慢,逐渐发展。开始时手指不自主地颤动,随后逐渐发展到四肢,震颤抖动的幅度也随之增大;同时全身肌肉强直,四肢关节僵硬,上肢不能做精细动作,起床翻身、走路均很困难;病情发展到晚期则工作、生活能力完全丧失,全身僵硬,卧床不起。

帕金森病可不同程度地影响患者的工作和日常生活,由于我国是人口大国,老龄化越来越严重,此类患病人数将呈逐年增多趋势,给家庭和社会都造成了负面影响。

本病病因迄今尚未明确,目前认为其发病与年龄老化、遗传易感性和环境毒素的接触等综合因素有关。

(1)年龄老化:中年以上患者主要病变在黑质和纹状体,因分泌多巴胺减少导致震颤、肌张力增高、运动障碍。但老年人发病者仅是少数,因此,年龄老化只是帕金森病发病的促发因素。

(2)环境因素:流行病学调查结果发现,帕金森病的患病率存在地区差异,所以人们怀疑环境中可能存在一些有毒的物质,损伤了大脑的神经元。

(3)家族遗传性:医学家们在长期的实践中发现帕金森病似乎有家族聚集的倾向,有帕金森病患者的家族其亲属的发病率较正常人群高一些,约10%的帕金森病患者有家族史。

帕金森病发病多在50岁以后,男性多于女性,其临床表现如下:

(1)震颤。为静止性震颤。常从一侧上肢开始,以手为显著,呈规律性的"搓丸"状动作,每秒4～6次,逐渐波及同侧下肢、对侧肢体、下颌和颈部。活动和睡眠时消失,情绪紧张时加重。常为首发症状(60%～70%),一侧上肢远端(手指)开始,逐渐扩展到同侧下肢及对侧肢体,下颌、唇、舌及头部最后受累。

(2)强直(肌张力增高)。从一侧开始,逐渐到对侧和全身。肢体伸屈肌张力均增高呈"铅管样"(关节被动运动时始终保持阻力增高)或"齿轮状"强直(肌强直与伴随的震颤叠加,检查时可感觉在均匀阻力中出现断续停顿),因面肌强直,缺乏表情,瞬目减少,好似"面具脸"。

(3)运动减少。由于肌张力升高,动作缓慢,随意运动减少。精细动作障碍,如书写不灵,写字过小。咀嚼困难、吞咽呛咳、言语低沉等。手指精细动作(扣纽扣、系鞋带等)困难,僵住,做序列性动作困难,不能同时做多个动作,随意动作减少,始动困难。

(4)步态异常。患者步态特殊,身体前倾,上肢协同摆动几乎消失,步伐小。始动时困难而缓慢,但越走越快,犹如前冲,称"前冲步态"或"慌张步态"。

帕金森病和帕金森综合征不是一个概念,帕金森病原发于脑的黑质和黑质纹状体变性,而帕金森综合征继发于感染、中毒和脑血管疾病,患者出现了类似帕金森病的临床表现。

【中医认识】

祖国医学虽然没有帕金森病这一病名,但是有大量有关本病临床症状、发病特点等的描述。

《素问·至真要大论》中指出:"诸风掉眩,皆属于肝。"所论述的"掉"为摇动之象。

《华氏中藏经·论筋痹第三十七》中说:"行步奔急,淫邪伤肝,肝失其气……则使人筋急而不能行步舒缓也。"所描述的"行走奔急,不能舒缓",与帕金森病的慌张步态类似。张景岳《类经·疾病类(一)》中注:"掉,摇也……风主动摇,木之化也,故属于肝。"

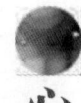

元代张从正所著《儒门事亲》中记载一病案:"新寨马叟,年五十九。因秋欠税,官杖六十,得惊气成风搐已三年矣。病大发,则手足颤掉,不能持物,食则令人代哺,口张联唇,舌糜烂,抖擞之状如线引傀儡。张戴人作木火兼痰而治得效。具体以防风通圣散汗之,继服涌吐剂,后用泻下法而得效。"根据病案所载,老年男性,手足颤动,连筷子都拿不了,慢性进行性震颤伴随意运动障碍,患帕金森病的可能性最大。

明代楼英在《医学纲目·颤振》中指出本病的主症:"颤,摇也;振,动也。风火相乘、动摇之象……"明代王肯堂在《证治准绳·杂病》中指出:"筋脉约束不住而莫能任持,风之象也……皆木气太过而兼火之化也。"

清代张璐在《张氏医通·卷六·诸风门·颤振节》中指出:"颤振之脉,小弱缓滑者可治;虚大急疾者不治,间有沉伏涩难者,必痰湿结滞于中之象。"进一步提出以脉象判断预后,丰富了本病的理论和临床经验。孙一奎在《赤水玄珠》中曰:"颤振者,人病手足摇动,如抖擞之状,筋脉约束不住,而莫能任持,风之象也。"并指出:"此病壮年鲜有,中年以后乃有之,老年尤多,夫年老阴血不足,少水不能制肾火,极为难治。"清代高鼓峰在《医宗己任篇》中曰:"大抵气血俱虚不能荣养筋骨,故为之振摇,而不能主持也。"并提出治疗原则为"须大补气血,人参养荣汤或加味人参养荣汤;若身摇不得眠者,十味温胆汤倍加人参,或加味温胆汤"。

根据帕金森病的临床表现,目前认为与中医学中的"颤证""颤振""振掉""内风""痉病"等病证的描述相似。

祖国医学认为,本病多因年老体虚、饮食不节等原因导致气血阴精亏虚,不能濡养筋脉;或痰瘀阻络经脉,气血运行不畅,筋脉失养而致。

1. 年老体虚

年老肝肾亏损,精血不足,髓海空虚,脑失髓养,水不涵木,则上下俱虚,则导致本病。体虚腠理开,风邪容易侵袭筋络,使四肢振摇而失用。

2. 饮食不节

饮食不节,损伤脾胃,脾失健运,气血生化乏源,上不能荣养脑髓,下不能充养先天,外不能濡养筋脉。脾失健运,痰浊内生,痰浊血瘀日久化热生风,上扰神明,则发为颤震。脾胃不足,消化吸收功能不健,血无生化之源,气血化生不足,四肢肌肉失于濡养而四肢无主,振摇而失用。

帕金森病的中医治疗有治标与治本两大法则。治本有滋补肝肾、填精益髓、益气养血;治标有清热化痰、活血化瘀、熄风通络等。一般证治分为五大类型,具体如下:

1. 痰热动风

神呆懒动,形体稍胖,头胸前倾,头或肢体颤振尚能自制,活动缓慢,胸脘痞满,口干或多汗,头晕或头沉,咳痰色黄,小便短赤,大便秘结或数日不行,舌质红或暗红,舌苔黄或黄腻,脉象细数或弦滑。治法:清热化痰,熄风定颤。方药:摧肝丸加减。由胆南星、钩藤、滑石、青黛、僵蚕、天麻、甘草等组成。

2. 血瘀动风

表情呆板,面色晦暗,头或肢体颤振日久,震颤幅度较大,肢体拘挛,活动受限,项背前倾,言语不利,慌张步态,智力减退或精神障碍,头晕眼花,皮脂外溢,发甲焦枯,舌质紫暗或夹瘀斑,舌苔薄白或白腻,脉象弦涩。治法:活血化瘀,熄风通络。方药:身痛逐瘀汤加减。由秦艽、川芎、桃仁、红花、甘草、羌活、没药、当归、灵脂、香附、牛膝、地龙等组成。

3. 气血两虚

神呆懒言,面色䈚白,肢体颤振或头摇日久,震颤程度重,项背强直或肢体拘挛,活动减少,行走不稳,气短乏力,头晕眼花,自汗,动则尤甚,皮脂外溢或口角流涎,舌体胖,边有齿痕,舌质暗淡,舌苔薄白或白腻,脉象细无力或沉细。治法:益气养血,活血熄风。方药:人参养荣汤加减。由人参、白术、茯苓、甘草、陈皮、黄芪、当归、白芍、熟地黄、五味子、远志等组成。

4. 肝肾不足

表情呆板,肢体或头颤振日久,震颤幅度较大,或肢体拘挛,活动笨拙,上肢不能协调,步态拖拉,言语謇涩,或智力减退,形体消瘦,头晕耳鸣,失眠多梦,头痛或盗汗,急躁时颤振加重,腰膝酸软,小便频数,大便秘结,舌体瘦小,舌质暗红,舌苔少或剥苔或微黄,脉象细弦或细数。治法:滋补肝肾,育阴熄风。方药:大定风珠加减。由白芍、阿胶、龟板、干地黄、麻仁、五味子、生牡蛎、麦冬、炙甘草、鸡子黄、鳖甲等组成。

5. 阴阳两虚

表情呆板,肢体或头颤振日久,项背强直或肢体拘挛,语言謇涩,失眠健忘,汗出畏寒,体倦肢冷,或腰酸腿痛,阳痿遗精,溲少便溏,舌质嫩红或淡暗,舌苔薄白,脉沉细。治法:阴阳双补,益气养血,活络熄风。方药:地黄饮子加减。由干地黄、巴戟天、山茱萸、肉苁蓉、石斛、炮附子、五味子、肉桂、白茯苓、麦冬、石菖蒲、远志、生姜、大枣、薄荷等组成。

【中医保健措施】

一、未病先防

由于原发性帕金森病的病因尚不清楚,应从促发因素着手预防,增加人体正气,避免和清除导致本病的各种致病因素。

(一)情绪稳定,保养精神

《素问·上古天真论》篇中曰:"恬淡虚无,真气从之,精神内守,病安从来。"经常保持心境的安宁、愉快和达到虚怀若谷、无私寡欲的精神境界,尽量避免忧思、恼怒等不良精神刺激。

(二)锻炼身体,增强体质

帕金森病好发于50岁以上的中老年人,提倡中年以前即进行传统而平和的运动锻炼,促进气血运行,经脉通畅,具有良好的防病抗衰效果。每天不能少于1小时功能锻炼,使全身的关节都得到充分活动。病情轻者应尽可能参加一些力所能及的体力劳动,病情重活动不便、生活自理困难者,应在活动时注意安全,防止摔伤。

1. 太极拳

老年人或体质较差的人比较适合。打拳时要求思想集中,动作缓慢,动中取静,使精神和肉体同时得到放松和休息。长期坚持打太极拳对调节大脑皮质和自主神经系统的功能有独特的作用,对预防帕金森病大有益处。

2. 八段锦

适合于中老年人。八段锦通过立、屈、马步三式,主要是头颈、上肢、躯干的运动,尤其是"调理脾胃单手""五劳七伤往后瞧""两手攀足固肾腰"及"背后七颠百病消"四段对补益后天和先天之不足,防病治病的效果良好。

另外做广播体操、散步、跑步等可达到消除紧张、安定情绪、促进血液循环的作用。

(三)注意饮食营养

(1)饮食原则。饮食清淡,忌食肥甘厚味,以免痰湿内生等不利于气血调畅;饮食有节,尽可能定时定量,勿暴饮暴食,损伤脾胃功能。避免饮食的偏寒偏热和五味偏嗜而致气血阴阳偏胜偏衰,这对预防帕金森病大有裨益。同时要注意饮食的卫生质量,防止被有毒物质污染。

(2)补充适量的维生素D。据报道,人体内维生素D水平的高低,不仅关系到骨头是否强壮,还与患上帕金森病的风险相关。芬兰国立卫生与福利研究院进行的一项涉及3 000人、历时30年的研究发现,与维生素D水平最高的人群相比,维生素D水平低的人患帕金森病的风险增加了3倍。研究人员认为,这主要是因为维生素D不仅可以促进钙的吸收及骨骼的形成,还可以调节免疫系统,促进神经系统的发育。

通常维生素D的补充途径有两种,即阳光照射和由饮食直接摄入,其中,富含维生素D的食物包括油性鱼类、牛奶或谷物等。但同时,研究人员表示,均衡饮食和增加晒太阳的时间,是否能改善帕金森病,或者对其不同阶段的病情产生不同影响,还需要进一步的研究确认。

(3)应多吃豆类、瓜果,特别是蚕豆,因为蚕豆含天然的左旋多巴。

(4)多饮茶。据研究,茶中含有的茶多酚对帕金森病的预防有益,每天饮一杯绿茶的人患帕金森病的风险会减少30%～40%。

(5)多饮水。每天应摄入8～10杯的水,总量应该在2 000～3 000毫升,对预防帕金森病有益处。注意睡前不要饮水过多,以防止夜间尿频而影响睡眠质量。

（6）及时补充维生素和矿物质，特别是叶酸，所以像菠菜等富含叶酸的食物不妨多吃。

（四）房事有节，保养肾精

由于老年人脏腑功能逐渐减退，尤其是肾精减少，脑髓充养不利更明显。而房劳过度，精亏脑衰，或水不涵木，阳亢于上则生头摇肢颤。因此，节欲是防病长寿的秘诀。

（五）其他预防方法

（1）防治脑动脉硬化。有高血压、糖尿病、高血脂的患者，要认真治疗高血压病、糖尿病、高脂血症。

（2）倡导绿色环保，防止有害工业、农业毒物损伤人体；合理用药，避免药物中毒，减少接触对人体神经系统有毒的物质，如一氧化碳、二氧化碳、锰、汞等。同时防止颅脑外伤引起脑神机受损而诱发本病。

（3）避免或减少应用奋乃静、利血平、氯丙嗪等诱发震颤麻痹的药物。

（4）发现老年人有上肢震颤、手抖、动作迟缓等帕金森病先期征兆时，应及时到医院就诊，争取早诊断、早治疗。

二、既病防变

1. 肝肾阴虚

症状：头摇、肢体震颤、强直、动作不利，伴头晕、目眩、耳鸣，腰膝酸软，或五心烦热，舌体瘦小，舌质暗红少苔，脉细弦或细数。治法：滋补肝肾，育阴熄风。方药：杞菊地黄丸合二至丸加减（菊花、枸杞子、白芍、茯苓、熟地、泽泻、山药、山茱萸、女贞子、旱莲草、鸡血藤、怀牛膝）。若头摇肢颤严重，可酌加羚羊角、僵蚕、磁石、天麻；五心烦热、潮热盗汗、颧红口干者，加知母、黄柏。

2. 气血亏虚

症状：头摇肢颤，眩晕，心悸而烦，动则气短懒言，纳呆，乏力，形寒肢冷，自汗出，舌体胖大质淡红，苔薄白滑，脉沉濡无力或沉细。治法：益气养血，熄风通络。方药：归脾汤合羚角钩藤汤加减（黄芪、白术、党参、当归、茯神、羚羊角粉、钩藤、白芍、竹茹、川贝母、柏子仁、远志、甘草)。血瘀突出者,加川芎、红花;气虚甚伴中气下陷者,用补中益气汤加减;血虚甚者,用当归补血汤加减。

3. 风痰阻络

症状:头摇肢颤,肢体僵硬,活动不灵活,兼见头晕、视物模糊、耳鸣。舌质淡暗,苔薄白或白腻,脉弦或弦滑。治法:平肝熄风,化痰通络。方药:二陈汤、天麻钩藤饮、通窍活血汤加减(法半夏、陈皮、茯苓、天麻、钩藤、菊花、生石决明、桑寄生、川牛膝、益母草、桃仁、红花、赤芍、地龙、僵蚕)。肝风偏盛,震颤较重者,酌加白花蛇、乌梢蛇、全蝎、僵蚕等虫类药物;痰浊盛者,加竹茹、全栝楼、制胆星。

【病后保健】

一、精神调养

帕金森病患者常常会产生特有的抑郁情绪和依赖倾向,对此医护人员必须引起充分注意,正确地加以启发和开导,同时也要教育家属及周围的人,以求得他们的合作。

二、加强饮食调理

由于本病以静止性震颤为特点,易消耗人体的正气,加上由抑郁情绪引起的食欲下降,以及手指活动不便造成进食困难等原因,患者营养状态往往不佳;同时,饮食的影响和活动的减少等,易引起便秘和咽下及咀嚼障碍,口角流涎,食物残留于口腔等,这更需要医护人员及家属的体贴和关心,增强患者的意志和信心,使之尽快能生活自理。

(一)帕金森病患者饮食注意事项

(1)饮水。注意补充水分,也可饮用果汁、豆浆、蔬菜汁等,但注意不要饮用冷冻的水或者饮料,以防伤脾胃。

(2)主食。主食可食用米饭、面包、山药、马铃薯、红薯、粥、面条等以补充膳食纤维。

(3)佐菜。佐菜应为豆类、豆制品、蔬菜、禽蛋、骨头汤、鱼汤等。

(4)水果。可食用香蕉、橘子、木瓜、西瓜、番茄等水果以补充矿物质和维生素。

(5)限制蛋白质摄入。帕金森病患者的热量摄入以维持正常体重为宜。过度消瘦与肥胖均不利于治疗。服用多巴胺治疗者宜限制蛋白质摄入量。因为蛋白质可影响多巴胺的治疗效果。蛋白质摄入量限制在每日每千克体重0.8克以下,全日总量40~50克。在限制范围内多选用乳、蛋、肉、豆制品等优质蛋白质。

(6)食物制作应细软、易消化,便于咀嚼和吞咽,按半流质或软食供给。

(7)饮食宜清淡、少盐;禁烟酒及刺激性食品,如咖啡、辣椒、芥末、咖喱等。

(8)吃完饭忌立即睡觉。可先站立,然后走动,两臂上下轮番单举数次,然后去休息。

(9)避免进食拟胆碱食物。用抗胆碱药物治疗的帕金森病患者,应避免同时进食富含拟胆碱的食物,如槟榔,以免降低抗胆碱药物的疗效。

(二)帕金森病的食疗方

1. 多吃补脑食品

(1)核桃仁。每天2枚,早晚各1枚,长期食用。核桃有"长寿果"之美称,营养丰富,含有钙、磷、铁、胡萝卜素、尼克酸、B族维生素、蛋白质、脂肪,主要有亚油酸、亚麻酸等不饱和脂肪酸,对大脑神经十分有益,是补精健脑首选之佳品。

(2)蜂蜜和花粉。适量服食。蜂蜜和花粉含有丰富的多种营养素,如葡萄糖、果糖、蛋白质、矿物质等。具有补中益气、安五脏、除百病、和百药、解百毒的妙用,对防治心、脑、肝、肺等疾患,长期服用皆可奏效。

(3)木耳和黑芝麻。木耳和黑芝麻具有益气安神,降低血黏度的作用,还可润肠通便解毒,是老年人防治心、脑疾病的食疗佳品。

2. 药膳食疗方

(1)桂圆赤豆饮:桂圆肉20克,赤豆20克,加水适量,煮赤豆至烂熟,再加适量红糖,每日1次,可用于震颤兼贫血、心悸、多梦者。

(2)银耳莲子汤:银耳20克,莲子40克,共炖至熟烂,加白糖适量,每日1次。适用于震颤伴低热、口干、消瘦患者。

(3)红枣糯米粥:红枣 20 枚,山药 60 克,糯米 100 克,文火煮至粥稠,每日 1 次。适用于震颤伴便溏、纳差、肢体乏力患者。

(4)猪胆汁 120 克、炒熟绿豆粉 80 克,拌匀晾干。每服 6 克,每日 2 次。用于本病肝胆火盛者。

(5)青果 10 枚,白萝卜 2 个切碎,共煮汤,代茶频频饮服。用于本病痰热内结者。

(6)核桃黄酒泥:取核桃仁 15 个,白糖 50 克,放在砂罐或瓷碗中。用擀面杖捣成泥状,再放入锅中,加黄酒 50 毫升,用小火煎煮 10 分钟,每日食用 2 次。

(7)核桃糯米团:取核桃仁 15 个,研碎。把红枣 5 枚放入锅内,加水煮至发软,去核捣烂。用糯米粉 100 克,加水适量揉成团,放入碗内隔水蒸熟即可食用,每日 1 次。

(8)枸杞蒸羊脑:将枸杞子 50 克,羊脑 1 具,放入容器内,加水适量,加姜末、葱节、料酒、食盐,隔水蒸熟后即可食用,每日分 2 次吃。

(9)枸杞血藤饮:取枸杞子 20 克,鸡血藤 15 克,红花 5 克,加水 500 毫升,煎至 300 毫升,将药液倒入碗中,放黄酒 30 克,早晚分 2 次饮服,每日 1 剂。

(10)天麻炖猪脑:取天麻 10 克,猪脑 100 克,放入砂锅内,加水适量,以文火炖 1 小时左右,调味后喝汤食猪脑,每日服用 1 次,或隔日服用 1 次。

(11)天麻鱼头汤:取天麻 15 克,川芎 10 克,鲜鲤鱼头 1 个。天麻、川芎泡软后切薄片放入鱼头中,置盘内,加葱姜,再加适量清水上笼蒸约 30 分钟,食鱼肉喝汤,隔日 1 次。

(12)天麻炖鹌鹑:取鹌鹑 1 只,去毛及内脏,将天麻 15 克填入其肚内,用线捆住,用水炖熟,加食盐、味精,去天麻,吃肉喝汤,隔日 1 次。

(三)保证帕金森病患者的进食安全

进餐时应在安静的环境下进行,让患者细嚼慢咽,给患者充足的时间吃饭,吃饭的时候不要与患者谈话,以免精力分散发生误吸。饮食不宜过烫,以防烫伤患者,在患者的碗或盘子下放一块橡皮垫以防滑动。偶有呛咳的患者,应以半流质为宜,如蛋羹、粥、菜泥、酸牛奶等;频繁发生呛咳者,可将少量食物用汤匙压住舌根部慢慢送入,让患者充分咀嚼,待完全咽下,张口确认无误后再送入食物。发生呛咳时应暂停进餐,等呼吸完全平稳时,再喂食物。对咀嚼、吞咽功能障碍者,进食时以坐位为宜,选择易咀嚼、易吞咽、高营养、高纤维素的食物。进餐前先回想吞咽步骤,进餐时让其将口腔多余的唾液咽下,咀嚼时用舌头四处移动食物,一次进食要少,缓慢进食。

三、生活调理

1. 力争自己穿脱衣服

患者因为肌肉运动失调造成穿、脱衣服很困难,甚至有患者为了扣上 5 个纽扣花费了近 2 小时。一般情况下,只要自己能穿衣服就自己穿,哪怕需要的时间长一点,因为穿、脱衣服也是一种很好的锻炼肌肉的方法。为了方便穿脱,宽松、全棉、舒服的衣服最适合患者,款式上最好选择拉链衫、按扣衫,或者用粘贴带代替扣子的服装,还有不用系腰带的宽松的裤子。总之,易穿和易脱的服装是首选。

患者不适宜穿运动鞋和系带鞋,虽然这两种鞋的鞋底摩擦系数相对较高,但是不利于患者迈步,推荐穿平底的布鞋或皮鞋。

2. 居处明亮安全方便

患者肢体震颤,日常生活行动迟缓,所以应尽可能为其提供一个明亮、方便、安全的居住环境。

为帕金森病患者提供高靠背扶手椅。居室里保证足够的采光和照明度,室内日常活动常用的位置安装把手和扶杆。使用宽大、低矮的床铺,床头和墙壁安装把手,床的周围有一定的空间,地板不湿滑。洗手间应紧挨着卧室,用坐式马桶,与墙距离不少于 45 厘米,浴缸、喷头附近加装把手,放置洗澡专用的小椅子,浴缸底部放防滑垫,使用挤压式液体沐浴露。

四、针灸推拿疗法

(一)针灸疗法

具有疏通经络、调节气血、调和阴阳之功,为本病康复治疗较理想的方法。体针治疗选百会、风池、大椎为主穴。以静止性震颤症状为主者加外关、合谷、阳陵泉、足三里、三阴交、太冲、肝俞,选择其中的2~3对穴位;颈项强直者加夹脊;上肢强直者加曲池、外关、合谷。下肢加阳陵泉、足三里、太冲、三阴交;吞咽困难加廉泉;语言障碍加哑门;流涎加颊车、地仓。手法为平补平泻。有人针刺取风池、完骨、天柱、哑门,辨证偏火者加合谷、曲池,偏痰火者加曲池、丰隆,偏瘀者加青灵、内关,偏肝肾阴虚者加太溪、三阴交。或采用针刺百会、舞蹈震颤控制区、四关为主穴,依据辨证分型加用配穴,平补平泻,加直接瘢痕灸(艾炷灸)肝俞、肾俞、关元、气海。

头针治疗取额中线、顶中线、顶颞前斜线、太冲、合谷。头晕痛取风池、大椎、曲池,气血亏虚取肝俞、肾俞、足三里,胸闷取内关、心俞。头针用抽气法或进气法。四关、大椎平补平泻,余用补法,足三里艾灸。也有采用针刺两侧舞蹈震颤控制区(加电流)、百会、神庭、曲池、外关、太冲、消颤穴,配合通经活络仪。

(二)推拿疗法

在人体特定部位,进行按、揉、搓、摩、擦、压等手法。具体如下:①按揉风池、风府,拿五经,掌根震击百会。拳背震击大椎及腰阳关,自上而下直擦督脉3~5次。②自上而下单手拇指推桥弓穴,先左后右每侧各推50次。再揉太阳,分推坎宫,开天门,掐揉头维、四神聪、百会,梳理舞蹈震颤控制区,由前向后沿胆经施扫散法。各部(穴)均操作1~3分钟。③依次横擦前胸、肩背、腰部,透热为度。再拿捏肩井,按揉极泉。④由腋至腕直擦手三阴经线,并于拿捏上肢、搓揉手指、掐揉甲根、摇抖肘时,按揉血海、三阴交,掐揉太冲,屈伸髋膝。

五、功能锻炼

尤其是帕金森病的早期,功能锻炼对防止病情的恶化和加重、延缓病情的发展有着十分重要的作用。因此,鼓励患者在其一般状态尚好、条件允许的情况下进行力所能及的体力活动、功能锻炼,包括姿势和步态的训练。因全身强直和联合运动丧失,从卧床到坐位常感到困难,即使在床上翻身也成问题,要避免低矮或柔软的装饰椅,床边应设有保护装置。功能锻炼的具体做法是:

(一)肢体运动锻炼

进行四肢和躯干的各关节的活动范围的反复训练,特别是四肢末端神经动作的训练;矫正躯体和四肢的屈曲姿势,使躯体保持直立姿势和四肢处于良好位置;步行时,要求双目向前看,身体站直,两上肢的动作与下肢动作保持一致,下肢起步时,足尖尽量提高,足跟先着地,跨步要慢,步距要小,并作方向转换训练。经常做坐、站立、卧床、起床、床上翻滚等训练。

此外,要求患者反复进行深呼气以锻炼呼吸肌;同时加强面部各肌肉的训练以恢复或延缓面肌的强硬、呆板。

(二)语言功能锻炼

患者因语言障碍而变得不愿意讲话,而不讲话会导致语言功能更加退化。因此,患者必须经常进行语言的功能训练。要保持舌运动的锻炼,坚持练习舌头重复地伸出和缩回、左右移动。对于唇和上下颌的锻炼及朗读锻炼也要重视。唱歌可以锻炼肺活量,能预防肺炎的发生。嘱患者避免因精神紧张而加重声带活动受限,尽量做到全身放松,在医护人员的指导下,进行"a""o""e"等发音练习和其他基本语言的训练,不厌其烦地对其语言的高低和清晰度反复纠正、训练。

(三)日常生活活动的功能锻炼

其内容包括就餐、洗漱、大小便、按时就寝、按时起床、穿脱衣物、简单炊事活动,如煮饭、炒菜等,其目的是使患者尽量保持独立生活的能力。

(四)放松和呼吸锻炼

时常进行深而缓慢的呼吸。吸气时鼓起腹部,呼气时放松腹部,并想象放松全身肌肉。如此反复练习5~15分钟。

(五)面部动作锻炼

帕金森病患者的特殊面容是"面具脸",是由于面部肌肉僵硬,导致面部表情呆板,因此做一些面部动作的锻炼是必要的。如皱眉动作、鼓腮锻炼、露齿和吹哨动作。并经常让面部表现出微笑、大笑、露齿而笑、撅嘴、吹口哨、鼓腮等动作。

(六)手部的锻炼

帕金森病患者的手部关节容易受肌肉僵直的影响。针对这种情况,患者应该经常伸直掌指关节,展平手掌,可以用一只手抓住另一只手的手指向手背方向搬压,防止掌指关节畸形。还可以反复练习手指分开和合并的动作。为防止手指关节的畸形,可反复练习握拳和伸指的动作。

(七)步态锻炼

大多数帕金森病患者都有步态障碍。步态锻炼时要求患者双眼直视前方,身体直立,起步时足尖要尽量抬高,先足跟着地再足尖着地,跨步要尽量慢而大,两上肢尽量在行走时做前后摆动。锻炼时最好有其他人在场,可以随时提醒和改正异常的姿势。

(八)平衡运动的锻炼

帕金森病患者表现出姿势反射的障碍,通过平衡锻炼能改善这种症状。双足分开25～30厘米,向左右、前后移动重心,并保持平衡。躯干和骨盆左右旋转,并使上肢随之进行大的摆动,对平衡姿势、缓解肌张力有良好的作用。

六、传导热疗

传导热疗法是采用某种介质加热后,将热传导给人体,而达到防止疾病目的的一种治疗方法。

(一)水疗法

水温36～37℃,15～20分钟,每日1次,10～15次为1个疗程。可在温水中加入松脂60克,成为松脂浴以加强其作用。此法可调节神经功能和改善机体血液循环。

(二)石蜡疗法

帕金森病患者出现关节强直、疼痛时使用本法较为适宜。利用加温后的石蜡作为导热体涂敷于四肢以达到治疗目的。

1. 蜡饼法

将石蜡冷却制成与治疗部位大小相宜的蜡饼放在塑料布上,然后敷于治疗部位,外加棉垫或毛毡包裹保温。

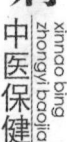

2. 刷蜡法

石蜡溶解冷却到 55～60℃时,用软毛刷将石蜡迅速均匀反复涂刷于治疗部位,使蜡厚约 0.5 厘米,然后用棉垫包裹保温。

3. 浸蜡法

将蜡溶解后,冷却到 50～60℃时,可在患者四肢远端先涂一层薄蜡,此薄层要大于需要治疗部位,然后迅速将手足浸入蜡液内,并迅速提出,稍冷却后再放入,多次重复。蜡疗时间一般每次 30 分钟,每日 1 次,10 次为 1 个疗程。但应注意防止烫伤、防火。皮肤有破损者不宜。

(三)中药热熨疗法

利用加热后的中药制成药袋,热熨患处。根据温度的适宜情况进行药袋更换。每日 1 次,每次治疗约半小时,疗程 10～15 日。此可根据中医辨证择方配药,主要选用具有通经活络、舒筋止痛等作用的中药。

七、预防并发症

帕金森病患者的晚期出现静止性震颤加重,四肢强直,行动迟缓及行走障碍等,呈特定姿势,甚至长期卧床易造成外邪犯肺或湿热之邪下行膀胱等外感病症。注意居室的温度、湿度、通风及采光等,根据季节、气候、天气等情况增减衣服,决定室外活动的方式、强度。对晚期的卧床患者要按时翻身,做好皮肤护理,防止尿便浸渍和压疮的发生。

鼓励患者加强肢体功能的自身锻炼或被动运动,加强对肌肉、关节的按摩,对防止和延缓骨关节的并发症有意义。

结合口腔护理,翻身、叩背,以预防吸入性肺炎和坠积性肺炎。食物、药片、唾液在口腔内残留,可能会出现呛咳,造成隐匿性吸入导致吸入性肺炎,指导帕金森病患者进餐后喝水,将残存食物咽下,可防止吸入性肺炎。对于卧床患者,进食时应抬高床头≥45°,以利于咽下运动,减少误吸的机会。

防止便秘。便秘在帕金森病中、晚期很常见。应给患者补充足够的水分,每天进水量 1 500～2 000 毫升,多食富含纤维素的青菜(如芹菜、韭菜、空心菜),香蕉、芒果等水果,晨起饮一杯温白开水,经常按摩腹部,促进肠蠕动。适当活动,养成定时排便的习惯。

八、家庭治疗原则及自我管理

(1)防止摔倒和发生其他意外。帕金森病患者存在不同程度的运动障碍,中度以上的患者行走困难、姿势不稳、容易摔倒,因此要特别注意患者的看护。

(2)生活设施和家居的布置要方便合理,减少障碍,处处为患者的行动方便着想。如开关要方便科学,洗澡的地方应安装便于手扶的铁架。太深、太软的椅子和沙发对帕金森病患者是不太适合的,尤其是对坐下或再站起来困难的患者。一张合适的平直靠背带有扶手的椅子方便帕金森病患者坐下和起立。地板上要放上防止滑倒的橡胶垫;浴缸和喷头附近加扶手;准备挤压式的液体肥皂;准备一件较厚的吸水性能好的浴袍。

(3)注意喂食安全。病情较重的患者可能存在吞咽困难,要注意小心喂食,以防误吸引起肺部感染。有些病情严重的患者需要插胃管进食。

(4)衣服要设计得比较宽大,尽量减少扣子的使用。选用按扣、拉链或者自粘胶可使穿衣更方便。布料选用纯棉最好,尤其是内衣裤,便于吸汗、保持皮肤干爽舒适。

(5)看护卧床患者要细致周到。要定时翻身拍背,注意大小便的清洁护理,以防压疮、肺部感染和尿路感染。

(6)帕金森病患者有身体前倾的现象,最好选用低跟或低平的鞋,可以帮助稳定重心,减轻前冲步态。如果患者经常向后跌倒,可以选用后跟较高的鞋。最好选用松紧口或鞋口为自粘胶的鞋,不要选用有鞋带的款式。

(7)床要设计得低一些,最好是和患者的膝盖一样高,方便患者上下床。盖被要轻便,方便患者翻身。

(8)患者要保持乐观情绪。

(徐桂琴　蒋文晶)

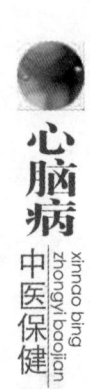

第九章 抑郁症

抑郁症是一种慢性疾病,其发病率、死亡率和致残率都很高。对于抑郁症患者来说,无论是首次发作还是再次发作都有长期治疗的必要。据研究者报道,这种病在世界上大多认识不明和治疗不足,这样,相当一部分的抑郁症患者就会被漏诊或误诊。

过去近30年的研究发现,在综合医院的内外科患者中,伴发情绪抑郁的比例相当高。目前,国外研究趋于一致认为:在内外科病房中1/4～1/3的患者伴有抑郁或其他心理障碍,而其中大部分未被诊断。一项世界卫生组织(WHO)在15个国家或地区所做的多中心合作研究发现,抑郁症在内科门诊患者中的患病率为2.6%～29.5%(平均10.4%),而在中国上海两所综合医院内科门诊患者中所做的研究发现,心理问题的发生率为15.4%,其中抑郁症为4.0%。根据1990年WHO公布的资料,全球疾病负担排序抑郁症列第五位,而到2020年,抑郁症将成为继冠心病后的第二大疾病负担源。在中国疾病总负担中,预测2020年精神障碍与自杀所占总疾病负担将列第一位(20.2%),而抑郁症是精神疾病中最主要的问题(1990年为44%,至2020年为47%)。临床上只有少部分患有心理和精神障碍的患者会被内外科医师所识别。WHO多中心合作研究资料显示,15个不同国家或地区的内科医生对抑郁症的识别率平均为55.6%。但是,在中国上海的研究发现,内科医生对心理和精神障碍的识别率仅为21%,远远低于国外水平。精神障碍已引起了包括中国在内的许多国家的重视。

抑郁症的核心症状,即情绪低落、持续性疲劳和内在动力缺乏、精力减退。患者感觉心情很坏、悲观郁闷、说话声音低沉缓慢,动作迟缓,自卑自责,有生不如死之感。抑郁症患者还表现有内在动力的障碍,这种体验明显不同于一般精神运动性抑制的概念与含义。患者无法振作起来,不能做决定或下决心,无工作兴趣,缺乏主动性,缺乏干劲和热情,对任何事都无信心,做每一件事对患者来说都是痛苦的,尤其是早晨。而因此产生的失职、延误又加重了患者的过失感和痛苦。病情严重者可出现抑郁性木僵,表现为冷漠麻木,几乎不活动、不讲话,但无内在紧张。

抑郁症患者可能出现的身心症状:

胃肠道:恶心、呕吐、胃痛、腹胀、便秘、腹泻、食欲过盛、厌食、溃疡。

呼吸道:呼吸困难、血管舒缩性鼻炎、哮喘。

生殖泌尿道:排尿困难、神经源性膀胱、阳痿、早泄、性欲增高、月经过多、性冷淡。

心血管:心动过速、心悸、期前收缩、心前区痛。

皮肤:瘙痒、湿疹、神经性皮炎、脱发。

代谢:肥胖、消瘦。

世界卫生组织(WHO)推荐治疗为:症状缓解后,至少巩固治疗6个月,然后逐步停药,即药物的依从性。抗抑郁药物长期治疗策略分为3个阶段——急性期:消除症状;巩固期:预防复燃;维持期:预防复发。

(1)急性期治疗:这一阶段是针对患者明显的抑郁症状进行治疗,需时6~8周。通过足量、单一应用某一种类的抗抑郁药物使患者的症状缓解或明显减轻。具体药物选择可根据患者的病情特点、个体情况、有无合并症状等而定。

(2)巩固期治疗:在患者抑郁症缓解之后进行巩固治疗,以预防病情反复,一般为4~9个月。此时,患者的抑郁症状已经基本消失,但并不代表其病情痊愈,在此期间随时可能出现病情波动、反复、恶化或某些症状的残留,因此必须继续使用抗抑郁药物予以巩固疗效。

(3)维持期治疗:治疗时间为6~9个月,其目的是在患者经维持治疗之后,抑郁症状完全消失,为防止今后抑郁复发而采取的治疗步骤。下列情况需维持治疗:3次或3次以上抑郁发作者;既往2次发作,如首次发作年龄小于20岁;3年内出现两次严重发作或1年内频繁发作两次和有阳性家族史者。维持时间长短、剂量需视发作次数、严重程度而定。

【中医认识】

抑郁症相当于中医所谓"情志之郁",祖国医学对抑郁症有丰富的认识。中医"郁证""脏躁""癫证""梅核气"等以心情抑郁、情绪不宁、胸部满闷、胁肋胀痛,或易怒易哭,或咽中如有异物梗塞等的临床表现与抑郁症的症状相似。

中医的"郁证",是指因情感怫郁,气机郁结不舒,而逐渐引起五脏气机阻滞所致的一类病证。其名出自《内经》。郁证有广义和狭义之分。广义的郁证包括情志、外邪、饮食等因素所致的郁证。狭义的郁证多指因七情所伤而致的气机郁滞之证。其主要症状如《景岳全书》中所言:"忧郁伤脾而吞酸呕恶。""若忧郁伤脾肺而困倦、怔忡、倦怠食少。""若忧思伤心脾,以致气血日消,饮食日减。"《赤水玄珠》中提到:"心郁者,神气昏昧,心胸微闷,主事健忘。""肝郁者,两胁微膨,嗳气连连有声。""脾郁者,中脘微满,生涎少食,四肢无力。""肺郁者,皮毛燥而不润,欲嗽而无痰。""肾郁者,小腹微硬,精髓乏少,或浊或淋,不能久立。"由此可见,郁证所表现出的饮食减少,倦怠乏力,健忘等,与抑郁症是相符的。

《素问·阴阳应象大论》中指出:"怒伤肝,思伤脾,忧伤肺……"唐代名医孙思邈提到:"怒甚则伤肝,思多则损神。"情志变化对人体健康有着一定的影响,抑郁过久就会引起郁证的发生。

《金匮要略·妇人杂病脉证并治》中记载了属于郁病的脏躁及梅核气两种病证,并观察到这两种病证多发于女性,指出:"妇人脏躁,喜悲伤欲哭,像如神灵所作,数欠伸,甘麦大枣汤主之";"妇人咽中如有炙脔,半夏厚朴汤主之"。其提出的治疗方药沿用至今。

元代《丹溪心法·六郁》中提出了气、血、火、食、湿、痰六郁之说,认为"气血冲和,万病不生,一有怫郁,诸病生焉。故人身诸病,多生于郁。"创立了六郁汤、越鞠丸等相应的治疗方剂。

《证治汇补·郁证》中指出:"郁病虽多,皆因气不周流,法当顺气为先,开提为次,至于降火、化痰、消积,犹当分多少治之。"说明治郁关键在顺气。

《类证治裁·郁证》中指出:"七情内起之郁,始而伤气,继降及血,终乃成劳。主治宜苦辛凉润宣通。"说明郁病可由气及血,最终成痨。

抑郁症主要由喜、怒、忧、思、悲、恐、惊七情致病。具体为以下四种。

(1)情感所伤。情感所伤可使肝失条达,气郁不舒,郁而化火,火性上延,而扰动心神,神不得安则不寐。

(2)体虚久病。身体虚弱,肾阴耗伤,不能引水于心,水火不济,心肾不交而使神志不宁,因而不寐。

(3)劳倦思虑太过伤及心脾。伤于心则血暗耗,伤于脾则纳少,两者导致血亏虚,不能营养于心,心所失养,则心神不安,夜不能寐。

(4)饮食不节。过食少食,使肠胃受伤,胃气不和,表现为卧不得安,夜不能寐。

那么中医怎么治疗抑郁症呢?理气开郁、调畅气机、怡情易性是治疗抑郁症的基本原则。实证,首应理气开郁,并需根据是否兼有血瘀、痰结、湿滞、食积等而分别采用活血、降火、祛痰、化湿、消食等法。虚证则应根据损及的脏腑及气血阴精亏虚的不同情况而补之,或养心安神,或补益心脾,或滋养肝肾。对于虚实夹杂者,则又当视虚实的偏重而虚实兼顾。具体辨证分型治疗如下:

1. 肝气郁结

症状:精神抑郁,情绪不宁,胸部满闷,胁肋胀痛,痛无定处,脘闷嗳气,不思饮食,大便不调,苔薄腻,脉弦。

治法:疏肝解郁,理气畅中。

方药:柴胡疏肝散。

加减:胁肋胀满、疼痛较甚者,可加郁金、青皮、佛手疏肝理气。

肝气犯胃,胃失和降,而见嗳气频作,脘闷不舒者,可加旋覆花、代赭石、苏梗、法半夏和胃降逆。

兼有食滞腹胀者,可加神曲、麦芽、山楂、鸡内金消食化滞。

肝气乘脾而见腹胀、腹痛、腹泻者,可加苍术、茯苓、乌药、白豆蔻健脾除湿,温经止痛。兼有血瘀而见胸胁刺痛,舌质有瘀点、瘀斑,可加当归、丹参、郁金、红花活血化瘀。

2. 气郁化火

症状：性情急躁易怒，胸胁胀满，口苦而干，或头痛、目赤、耳鸣，或嘈杂吞酸，大便秘结，舌质红，苔黄，脉弦数。

治法：疏肝解郁，清肝泻火。

方药：丹栀逍遥散。

加减：热势较甚，口苦、大便秘结者，可加龙胆草、大黄泻热通腑。肝火犯胃而见胁肋疼痛、口苦、嘈杂吞酸、嗳气、呕吐者，可加黄连、吴茱萸（即左金丸）清肝泻火，降逆止呕。肝火上炎而见头痛、目赤、耳鸣者，加菊花、钩藤、刺蒺藜清热平肝。热盛伤阴，而见舌红少苔，脉细数者，可去原方中当归、白术、生姜之温燥，酌加生地、麦冬、山药滋阴健脾。

3. 血行郁滞

症状：精神抑郁，性情急躁，头痛，失眠，健忘，胸胁疼痛，或身体某部有发冷或发热感，舌质紫暗，或有瘀点、瘀斑，脉弦或涩。

治法：活血化瘀，理气解郁。

方药：血府逐瘀汤。

4. 痰气郁结

症状：精神抑郁，胸部闷塞，胁肋胀满，咽中如有物梗塞，吞之不下，咳之不出，苔白腻，脉弦滑。

治法：行气开郁，化痰散结。

方药：半夏厚朴汤。

加减：湿郁气滞而兼胸脘痞闷嗳气、苔腻者，加香附、佛手片、苍术理气除湿；痰郁化热而见烦躁、舌红、苔黄者，加竹茹、栝楼、黄芩、黄连清化痰热。

5. 心神惑乱

症状：精神恍惚，心神不宁，多疑易惊，悲忧善哭，喜怒无常，或时时欠伸，或手舞足蹈，骂詈喊叫等多种症状，舌质淡，脉弦。此种证候多见于女性，常因精神刺激而诱发，称为"脏躁"。

治法：甘润缓急，养心安神。

方药:甘麦大枣汤(甘草、小麦、大枣)。

加减:血虚生风而见手足蠕动或抽搐者,加当归、生地、珍珠母、钩藤养血熄风;躁扰、失眠者,加枣仁、柏子仁、茯神、制首乌等养心安神;表现喘促气逆者,可合五磨饮子开郁散结,理气降逆。

心神惑乱可出现多种多样的临床表现。在发作时,可根据具体病情选用适当的穴位进行针刺治疗,并结合语言暗示、诱导,对控制发作、解除症状,常能收到良好效果。一般病例可针刺内关、神门、后溪、三阴交等穴位;伴上肢抽动者,配曲池、合谷;伴下肢抽动者,配阳陵泉、昆仑;伴喘促气急者,配膻中。

6. 心脾两虚

症状:多思善疑,头晕,心悸胆怯,失眠,健忘,神疲,纳差,面色不华,舌质淡,苔薄白,脉细。

治法:健脾养心,补益气血。

方药:归脾汤。

加减:心胸郁闷,情志不舒者,加郁金、佛手片理气开郁;头痛加川芎、白芷活血祛风而止痛。

7. 心阴亏虚

症状:情绪不宁,心悸,健忘,失眠,多梦,五心烦热,盗汗,口咽干燥,舌红少津,脉细数。

治法:滋阴养血,补心安神。

方药:天王补心丹。

加减:心肾不交而见心烦失眠,多梦遗精者,可合交泰丸(黄连、肉桂)交通心肾;遗精较频者,可加芡实、莲须、金樱子补肾固涩。

8. 肝阴亏虚

症状:情绪不宁,急躁易怒,眩晕,耳鸣,或头痛且胀,面红目赤,目干畏光,视物不明,舌干红,脉弦细或数。

治法:滋养阴精,补益肝肾。

方药:滋水清肝饮。

加减:肝阴不足而肝阳偏亢,肝风上扰,以致头痛、眩晕、面时潮红,或筋惕肉瞤者,加刺蒺藜、草决明、钩藤、石决明平肝潜阳,柔润熄风;虚火较甚,表现为低热,手足心热者,可加银柴胡、白薇、麦冬以清虚热;月经不调者,可加香附、泽兰、益母草理气开郁,活血调经。

【中医保健措施】

一、未病先防

（一）乐观愉悦

乐观情绪是调养精神、排除不良因素、增进健康、防止衰老的最好精神安慰剂。日常生活中不奢望过高,无论处于何种地位、受到何种待遇都应满足,随遇而安,思想开朗,内心恬静,无所忧愁,精神总是处于良好的状态。性格开朗,胸怀开阔,使气谐和顺而益健康;使五脏安和,却病延年。凡遇事不如意者,可通过各种文娱活动自我解脱、陶冶性情,减少人与人之间的摩擦,使心身不易受到各种伤害。

（二）淡泊名利

《素问·上古天真论》中说:"恬淡虚无,真气从之,精神内守,病安从来。"说明少私寡欲,不贪图金钱、权力、色欲等,精神和顺而身体健康不生病。我们应当像古人那样:"志闲而少欲""节阴阳而调刚柔""乐其俗""善附人""好利人"。

（三）意志坚强

有些老年人随着年龄的增长,往往有"力不从心"的感叹,甚至因为"身体不好"或身患疾病而悲观失望,意志消沉;或遇配偶、亲属丧亡而一蹶不振等最易产生老年期抑郁症。因此,坚强的意志可以承受外来打击,保持气血畅通,增强抗病能力。即"意志和则精神专直,魂魄不散,悔怒不至""意志所为必当,则无悔怒,智以处物、治己,当循理而动也"之意。

（四）均衡饮食

饮食一定要以营养均衡为基础,每天都必须吃到一定分量的六大类食物——奶类、主食类、肉鱼豆蛋类、蔬菜类、水果类及油脂类。

多补充富含抗抑郁营养素的食物,如柠檬水、橙子、陈皮、洋葱、丝瓜等。多食用富含B族维生素、维生素C、维生素E的食物,例如柑橘类水果、绿色蔬菜、糙米、酵母、动物肝脏、鸡蛋黄、鱼类、牛奶、酸奶,以及富含碳水化合物的豆类、胚芽油等,对于抑郁状况的改善很有帮助。偶尔吃点甜食。糖果之类的单糖类食物,可以使人心情放松;而多糖类食物如奶制品、果汁、香蕉等,则可使脑部产生安定感。因此,心情低落时,不妨给自己吃点"甜头",但记住不能过多,否则久了会发胖。增加膳食纤维的摄取。多吃各类蔬菜、燕麦、魔芋等,配合有氧运动,不但可以改善便秘,还有助于重度抑郁症的治疗。多吃富含锌、铜、硒的食物。锌在人体内主要以金属酶的形式存在,其余以蛋白结合物形式分布于体内。缺锌会影响脑细胞的能量代谢及氧化还原过程。食物中含锌量最高的是牡蛎,动物内脏、奶制品中也有分布。体内缺铜也会使内分泌系统处于兴奋状态而失眠。乌贼、虾、羊肉、蘑菇等均含铜丰富。含硒的食物同样可以治疗精神抑郁问题。英国心理学家们给接受试验者补充100微克的硒之后,受试者普遍反映:精神很好,思绪更为协调。硒的丰富来源有大蒜、干果、鸡肉、海鲜、谷类等。补充叶酸。菠菜、香菇等食物除含有大量铁质外,更有人体所需的叶酸。人体如果缺乏叶酸,则会导致精神疾病,包括抑郁症和早老性痴呆等。研究发现,那些无法摄取足够叶酸的人,易产生失眠、健忘和焦虑等症状。

(五)在不同情绪状态下采用不同的运动方式

(1)情绪状态一:焦虑。对应运动:慢跑、瑜伽、游泳。焦虑是以反复出现的忧郁、不安等为特征的一种情绪状态,还会伴有自主神经功能紊乱的情况,如心慌、出汗、心跳加速等。在这种状态下最好做一些能让身心舒缓下来的运动项目。

(2)情绪状态二:紧张。对应运动:足球、篮球、排球。这些项目场上形势多变,紧张激烈,只有冷静沉着地应对,才能取得优势。若能经常在这种激烈场合中接受考验,遇事就不会过于紧张,更不会惊慌失措,从而给工作和学习带来好处。

(3)情绪状态三:低落。对应运动:快速跑、网球。过于复杂的运动项目常使抑郁者感到难以进入状态从而更加悲观自责。所以,当你感到抑郁时,最好选择简单、易于操作、有一定强度的运动,这有利于帮助你转移注意力,走出抑郁的困扰。

(4)愤怒时可以做一些消耗性的体育运动。负性的能量宣泄掉了,愤怒自然也就消失了。

(六)冬季多晒太阳可预防季节性抑郁症

冬季夜长日短,缺乏足够的阳光照射,会减少人体"快乐激素"赛罗托宁的产生,而增加"困倦激素"美拉托宁的量,从而使人容易患上季节性抑郁症。专家表示,克服冬季季节性抑郁症的简便方法就是多参加户外活动和晒太阳。

冬季季节性抑郁症的典型表现是毫无缘由的情绪低落,早晨不愿意起床,不愿意出门,工作效率低下,懒于和家人朋友接触。通常患上季节性抑郁症的人很少求医,而是把自己封闭在家里看电视或上网,这种方法无助于克服抑郁症。

最好是多到户外活动和晒太阳,刺激大脑赛罗托宁激素的产生。如果每天能坚持1~2小时的户外活动,则基本上可以避免患上冬季季节性抑郁症。

(七)避免秋季抑郁

(1)适当光照调动兴奋情绪。当阳光强度降低时,由它控制的甲状腺素、肾上腺素分泌就会减少,在血中的浓度降低。每天照射一定量的太阳光或明亮的人工光线,可以减少秋季抑郁症。

(2)排解不良情绪。如果感到情绪不佳,不妨暂时放下手中的工作,多抽时间外出走走,或者进行适当的体育锻炼,或者找朋友聊天,可以缓解心理的抑郁情绪。

(3)学会放弃,切莫庸人自扰。古人认为秋季的精神养生应做到:"使志安宁,以缓秋刑,收敛神气,使秋气平,无外其志,使肺气清,此秋气之应,养收之道也。"

(八)青少年早睡可预防抑郁症

研究发现,与那些午夜甚至更晚才睡的同龄人相比,每天22时前上床睡觉的青少年患抑郁症的风险要低25%,产生自杀念头的可能性也要低20%。研究人员解释说,在父母管教下或者自己自觉早睡的青少年,睡眠时间长,有助于身心健康。而那些晚睡的青少年会因为缺觉而变得比其他人焦躁、冲动。

此外,很多医学研究也发现,睡眠不足还会影响青少年的注意力和学习能力,而且会使他们患肥胖症和糖尿病的风险也随之升高。研究人员建议广大父母,应保证孩子每天有8~9小时的睡眠。

(九)预防老年人抑郁

积极治疗已有躯体疾病,对不能治愈的也应设法减轻其痛苦,调整好心态,克服自身的性格缺陷,保持一种积极向上的精神生活,培养兴趣和爱好,扩大人际交流,多参加一些社会活动。改善家庭环境,子女晚辈对老年人应给予充分的关心和照顾。老年人要正确地面对衰老和疾病,增强心理承受能力,要识老、服老,合理并实事求是地安排工作、学习和生活,切忌面对疾病就忧心忡忡、意志消沉,甚至产生老朽感、末日感。衰老是一种自然规律不可抗拒,面对各种不适要及时检查,发现疾病及时诊治,但也不要稍有不适就终日忧虑,怀疑自己得了不治之症,以至于因疑虑损害自己的身心健康。

二、既病防变

1. 肝气郁结

症状:精神抑郁,情绪不宁,胸部满闷,胁肋胀痛,痛无定处,脘闷嗳气,善太息,不思饮食,大便不调,舌苔薄腻,脉弦。治法:疏肝解郁、理气畅中。方药:柴胡疏肝散加减(柴胡、枳壳、香附、陈皮、川芎、芍药、甘草)。气郁化火而见性情急躁易怒,口干口苦,头痛,目赤等,加丹皮、栀子;吞酸嘈杂、嗳气者加左金丸;兼有血瘀而见胸胁刺痛,舌质有瘀点、瘀斑,加当归、丹参、郁金、红花。

2. 心脾两虚

症状:意志消沉,悲观失望,情绪低落,多思善疑,头晕目眩,失眠,健忘,心悸胆怯,纳差,面色无华,舌质淡,舌苔薄白,脉细。治法:健脾养心,补益气血。方药:归脾汤加减(党参、茯苓、白术、黄芪、当归、龙眼肉、酸枣仁、远志、佛手、郁金、甘草)。

3. 肝肾阴虚

症状:情绪不稳,急躁易怒,面红目赤,思维迟钝,头晕目眩,目干畏光,视物模糊,耳鸣,腰膝酸软,舌质干红少津,苔少,脉弦细或弦细数。治法:滋补肝肾,填精养髓。方药:滋水清肝饮加减(熟地、山药、山茱萸、茯苓、泽泻、丹皮、栀子、柴胡、生龙骨、生牡蛎、龟板)。

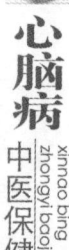

【病后保健】

一、情志疗法

本病更多的情况采用喜乐疗法,鼓励患者始终保持愉快心情,使之重新建立生活乐趣和树立积极进取的精神。与此同时,医护人员以语言法、顺情法、谈心法、奖励法等,使患者心情愉快,笑口常开。给予表扬和奖励是喜乐疗法的最好方式,在情志疗法中应大力提倡。

二、心理疗法

多采取精神支持疗法,说理劝导,使患者思想开朗,精神愉快,常用移情易性法,并配合各种娱乐疗法。其次是采用合理的顺情与满足情欲心理治疗的方法。三是有针对性地因人而异,根据各自不同的特点进行心理治疗。如有躯体疾病的,应做好有关解释工作,积极治疗原发病。

三、音乐疗法

可根据不同患者的病情选择不同的音乐进行治疗。一般多选择节奏鲜明、旋律优美动听的歌曲,以此开畅胸怀、舒解郁闷、消除悲哀情绪。

四、运动疗法

在患者病情允许情况下,医护人员或家属陪护患者到花园、森林、游乐场等散步、打太极拳、做广播体操、赏花等。如患者病情明显好转,生活能自理,应鼓励或指导其进行舞蹈、书画、球类活动。

五、饮食原则

1. 高蛋白质、高纤维、高热量为主

长期的失眠使患者消耗大量的能量,及时补充营养有利于疾病的康复,建议患者以高蛋白质、高纤维、高热量饮食为主,并注意服食润肠的食物,以保持大便的通畅。多吃一些富含钙的食物,如黄豆及豆制品、红枣、柿子、韭菜、芹菜、蒜苗、鱼、虾、牛奶等。

2. 补充足量的水分

维持脏腑的正常需要,润滑肠道,利二便,促进体内有害物质的排泄。

3. 辛辣、腌熏类刺激性食物忌过量

忌食过量辛辣、腌熏类等有刺激性食物,因引发失眠的病因较多,所以患者应按自己的体质选用适合自己的食物。忌饮酒类及咖啡等。

4. 治疗抑郁症的食物有哪些

(1)深海鱼:经研究发现,常住在海边的人比较快乐。这是因为大海让人神清气爽,而且住在海边的人常吃鱼。因海鱼中的 $\Omega-3$ 脂肪酸与常用的抗忧郁药如碳酸锂有类似作用,能阻断神经传导路径,增加血清素的分泌量。

(2)香蕉:香蕉中含有一种称为生物碱的物质,可以振奋人的精神和提高信心,而且香蕉是色胺酸和维生素 B_6 的来源,这些都可帮助大脑分泌血清素。

(3)葡萄柚:葡萄柚里富含的维生素 C 具有抗压的作用。在制造多巴胺、肾上腺素时,维生素 C 是重要成分之一。

(4)全麦面包:碳水化合物可以帮助增加血清素。麻省理工学院的研究人员说:"有些人把面食、点心这类食物当作可以吃的抗忧郁剂是很科学的。"

(5)菠菜:缺乏叶酸会使大脑中的血清素减少,导致忧郁情绪,而菠菜是富含叶酸最著名的食物。

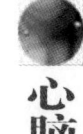

(6)大蒜:大蒜虽然会带来不好的口气,却会带来好心情。德国一项针对大蒜的研究发现,焦虑症患者吃了大蒜制剂后,感觉比较不那么疲倦和焦虑,也更不容易发怒。

(7)樱桃:樱桃被西方医生称为自然的"阿司匹林"。因为樱桃中有一种叫作花青素的物质,能够制造快乐。美国密芝根大学的科学家认为,人们在心情不好的时候吃樱桃可以有效改善心情。

(8)南瓜:南瓜之所以和好心情有关,是因为它们富含维生素 B_6 和铁,这两种营养素都能帮助身体将储存的血糖转变成葡萄糖,而葡萄糖是脑部唯一的燃料。

(9)低脂牛奶:纽约西奈山医药中心研究发现,让有经前综合征的妇女吃1 000毫克的钙片3个月后,3/4的人都感到更容易快乐,不容易紧张、暴躁或焦虑了。

(10)鸡肉:英国心理学家给参与测试者吃了100微克的硒后,他们普遍反映觉得心情更好。而硒的丰富来源就包括鸡肉。

(11)龙眼肉:龙眼肉具有补心安神、养血益脾的功效。现代研究发现它含有蛋白质、维生素等多种营养物质,对脑细胞特别有益,能增强记忆,消除疲劳,且有明显抗衰老作用。用龙眼肉炖冰糖水,可镇定神经,对神经衰弱和抑郁症患者有疗效。

六、快乐拍打法康复

快乐拍打法对治疗和缓解抑郁症有很好的疗效,每天坚持练习20~30分钟。这种方法主要是通过刺激体表穴位而发挥相应经络的作用,调节脏腑、气血的功能,激发机体的抗病能力,从而达到防病治病的目的。

具体方法:捶肩(主要刺激胆经上的肩井穴、肺经上的云门穴,还有大肠经上的肩髃穴)、摩田打肾(主要刺激任、督二脉上的丹田和命门穴)、拍腰拍腿(主要刺激胆经上的带脉和风市穴)、叩击环跳(刺激胆经上的五枢、维道和环跳穴)、叩击足三里、叩击阳陵泉(也是胆经上的一个很重要的调节情志的穴位)等,如果再配合自己喜欢的优美音乐效果会更好。

七、穴位养生

常用来理气的穴位:中脘、气海、内关、膻中。可以在每晚睡觉前或春天来的时候,把两手搓得很热,擦胁肋部。左肋是肝脏功能行使的通道。

八、药膳茶饮食疗

1. 玫瑰花佛手茶

原料:玫瑰花蕾15克,佛手15克。做法:先将佛手洗净,加水煮约30分钟后,去渣,以佛手汁泡玫瑰花,代茶服。功效:疏肝解郁,理气宽中。对精神抑郁、焦虑烦躁、胸部脘闷不舒者很有帮助。方中玫瑰花味甘,微苦性温,具有行气解郁之功效;佛手味辛、苦,性温,具有理气和中、疏肝解郁、燥湿化痰之功效,它既可助玫瑰花疏肝之力,又可行气导滞,调和脾胃。二物共奏疏肝解郁、宽中理气之效。

2. 夏枯草菊花佛手茶

原料:夏枯草、菊花各25克,佛手15克。做法:用夏枯草、菊花、佛手加水略煎代茶饮。功效:对一些起病突然、急躁易怒者,有清泻肝火之效。

3. 橄榄萝卜饮

原料:橄榄300克,萝卜500克。做法:取橄榄与萝卜加水1000克,中火烧开改文火煮15分钟即可。随意饮用。功效:可镇定神经,对神经衰弱和抑郁症患者有效。

4. 酸枣仁粥

原料:酸枣仁末15克,粳米100克。做法:先以粳米加水煮粥至将熟,加入酸枣仁末再煮片刻即可。早晚温服。功效:养心、安神、敛汗。治疗心悸、失眠、多梦。酸枣仁生用、炒用均可,炒时间过长会破坏有效成分。可取酸枣仁微炒片刻研末,家庭可用擀面杖研磨。

5. 猪肉苦瓜丝

原料:苦瓜300克,瘦猪肉150克,油、盐适量。做法:苦瓜切丝,加清水急火烧沸,弃苦味汤。瘦猪肉切片,油煸后,入苦瓜丝同炒,调味食用。功效:泻肝降火。

6. 杞叶炒猪心

原料:猪心1个,枸杞叶150~200克,花生油、盐适量。做法:猪心洗净切丁,用花生油按常法与枸杞叶炒熟佐餐。功效:补气血,益心肾,安神志。

7. 二味猪脑汤

原料:猪脑1个,怀山药50克,枸杞子15克,食盐、葱、姜适量。做法:上三味洗净后同放入锅中,加适量清水、食盐、葱、姜,煨熟即成。功效:补脾肾,安神志。

8. 莲心大枣汤

原料:莲心3克,大枣10枚。做法:莲心研末与大枣共同煎汤,每日1次,饭后服。功效:益气补血,宁心安神。

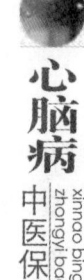

9. 红枣鸡

示范分量:4人份。材料:鸡腿260克(约2个),红枣9颗,黑枣4颗,枸杞子少许,黄芪少许,当归少许,姜1块。调味料:米酒1汤匙。做法:鸡腿洗净切断,与其他所有材料一起放入炖盅内。加水淹过材料,大火烧开后改成小火炖1~1.5小时。加入米酒再炖10分钟即可。食材功效:脑细胞间神经递质(约10种)多为氨基酸组成,如果饮食中的蛋白质长期摄取不足,就无法提供足够的氨基酸来制造神经传递物质,脑部血清素浓度下降,可能会造成嗜睡、冷漠、失眠、抑郁等症状,因此饮食中宜摄取足够的高生理价值的蛋白质。

10. 素炒西蓝花

示范分量:4人份。材料:西蓝花400克,人造蟹肉丝30克。调味料:油1汤匙半,盐适量。做法:西蓝花洗净切块。油锅烧热,放入人造蟹肉丝炒熟盛起。另起热油锅,放入西蓝花炒熟。最后加入调味料拌匀,撒上人造蟹肉丝即可。食材功效:十字花科蔬菜种类繁多,如西蓝花、卷心菜、芥蓝、白萝卜等,除了含有丰富的纤维素外,还含有多种植物化学物质,具有防癌的作用,同时也能提供较多抗氧化物质,如维生素C。

11. 马铃薯蛤蜊汤

示范分量:4人份。材料:马铃薯90克,蛤蜊12个,洋葱50克,火腿30克,冷冻三色豆(玉米粒、胡萝卜丁、豌豆)40克,中筋面粉1/3杯,鲜奶1/4杯。调味料:盐适量、黑胡椒粉少许(依个人喜好)。做法:马铃薯洗净削皮切丁,洋葱与火腿分别切丁,蛤蜊吐沙洗净。烧热开水,放入马铃薯丁,约半软后,放入蛤蜊、洋葱丁、火腿丁及冷冻三色豆。煮5分钟后加入面粉水及鲜奶,待烧开后放入调味料拌匀即可。食材功效:此道味美鲜汤具备五大类食物的特点,可以让人摄取到均衡的营养。

九、家庭治疗原则及自我管理

(1)生活中要正确对待客观事物,解除思想顾虑,避免忧思郁虑;千万不要给自己制订一些很难达到的目标,正确认识自己的现状,正视自己的病情,不要再担任一大堆职务,不要对很多事情大包大揽。

(2)面对不良情绪学会倾诉。面对不良情绪,可多向朋友、亲人倾诉或通过心理咨询将心中郁闷之气尽情倾诉一番,寻求支持和解答,使郁闷得到缓解,心灵得到沟通,从而获得心理上的平衡。还可选择一个适当的场合,大哭或大吼一场。因为大哭流泪可起到镇静作用,使悲愤激昂的情绪得到缓解,达到心理平衡,此即所谓"眼泪是医伤的特效药"。放声唱歌或大声喊叫,对于心情郁闷、心烦意乱者,可以减轻症状,使积虑减轻,心情轻松。

(3)尊重患者人格。由于老年期抑郁症患者的一些表现,如言语、想法及举止与外界有差异,有时人们不易理解。作为家庭成员应该多加照顾、爱护和尊重患者,并争取邻居、朋友、亲戚的支持和帮助,不应歧视患者。

(4)理解病态行为。患者的病态行为不仅干扰自己的生活、学习、工作,并对家庭和社会带来各种不良影响。但这都是其病情所致,而不是有意行为。对有严重的抑郁自杀、自伤等意外事件应多加关注,一旦发生应立即强送医院治疗,以防发生意外。

(5)避免刺激。抑郁症患者病前往往有一定的精神刺激等诱发因素,因此对有明显的诱发因素的患者要尽量避免恶性刺激,防止病情加剧或复发。在没有同对自己的实际情况十分了解的人商量之前,不要做出重大的决定,如调换工作、结婚或离婚等。

(6)加强运动。尽量多参加一些活动,尝试着做一些轻微的体育锻炼,看看电影、电视或听听音乐等。可以参加不同形式和内容的社会活动,如演讲、参观、访问等,但不要太多。多去旅游,亲近大自然。

(7)居处安静、睡眠充足。居室宽敞明亮、安静,干扰减少,让患者睡眠充足有利于病情的康复。

(8)生活起居方面,听欢快振奋的音乐,如圆舞曲等。多交开朗的朋友。和朋友们多聊一些有趣或开心的事。

(9)产后抑郁症的管理:①创造安静环境:舒适的环境给产妇创造一个良好的休养环境,可以使产妇心情舒畅。产妇经历阵痛、分娩,体力和精力消耗巨大,产后需要有充分的睡眠和休息。应加强护理工作的效率,治疗、护理时间要相对集中,减少不必要的打扰;落实陪伴制度。过度的困乏是产妇精神状态最不稳定的时期,各种精神刺激都易激惹,尤其是敏感问题,比如婴儿的性别、产后体型的恢复、孩子将加重经济负担等,应尽可能避免。②帮助产妇认同母亲角色,做好母乳喂养的宣教:初为人母,对如何喂养好自己的孩子,如何正确理解他们的行为和气质,往往感到十分困难,这时家人应积极主动与产妇交流,用心倾听她们的想法和感受,表现出同情心,主动关心她们,鼓励她们积极有效地锻炼身体。产妇也应常向家人及朋友特别是丈夫倾诉,多与其他新妈妈聊天谈谈各自感受。③保证良好的家庭、社会氛围。丈夫应主动协调好夫妻关系、婆媳关系,尽可能多地陪伴在产妇身边。家庭、社会及其他有关人员除了在生活上关心、体贴产妇外,还要耐心倾听其倾诉,使其从心理上树立信心,消除苦闷心境,感到自己在社会中、在家庭中及家人心目中的地位。④产后放松技巧和产后恢复训练方法。在产后使用放松技巧和产后恢复训练是消除肌肉、精神紧张,缓解疲劳,使身心恢复平静的一种方法,还可以应对生活中的压力,增强自信心,消除产妇的焦虑及烦躁的心情。

(徐桂琴　王　东)